T0266979

COCINA KETO

COCINA KETO

100 recetas tradicionales adaptadas a la dieta cetogénica

Creadora de
@keto_con_laura

Grijalbo

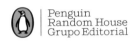

Penguin
Random House
Grupo Editorial

Primera edición: febrero de 2022
Segunda reimpresión: abril de 2022

© 2022, Keto con Laura
© 2022, Penguin Random House Grupo Editorial, S.A.U.
Travessera de Gràcia, 47-49. 08021 Barcelona

Printed in Spain – Impreso en España

Fotografías: GALAGACO S.L./Verónica García

ISBN: 978-84-18055-32-4
Depósito legal: B-18917-2021

Compuesto en Fotocomposición gama, sl
Impreso en Soler Talleres Gráficos
Esplugues de Llobregat (Barcelona)

DO 5 5 3 2 4

A GARY

A MIS PADRES

A KIKA Y A VERO

Y a todos los que formáis parte
de esta comunidad en redes sociales.
Sin vosotros esto no habría
sido posible.

Gracias
de todo corazón

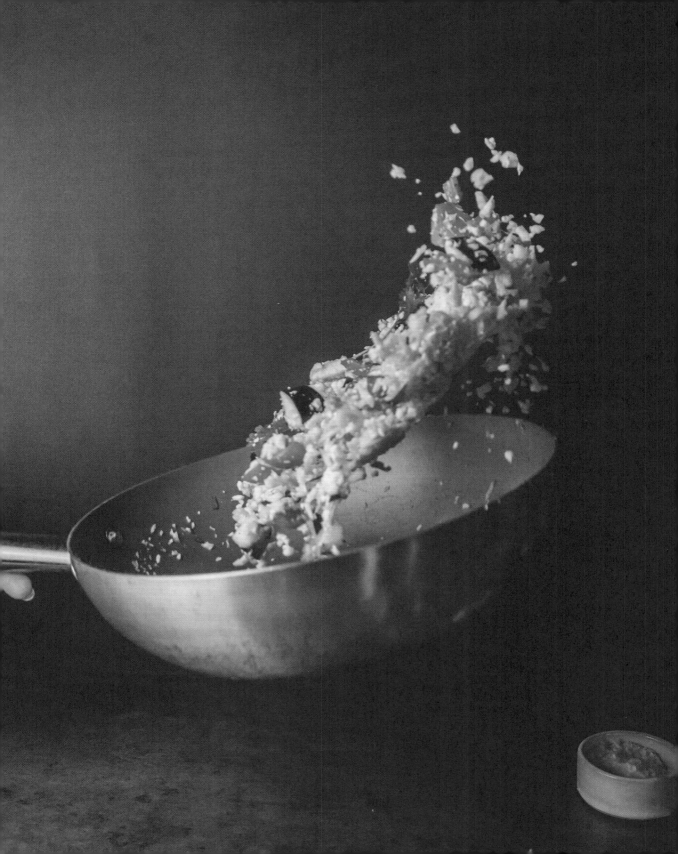

ÍNDICE

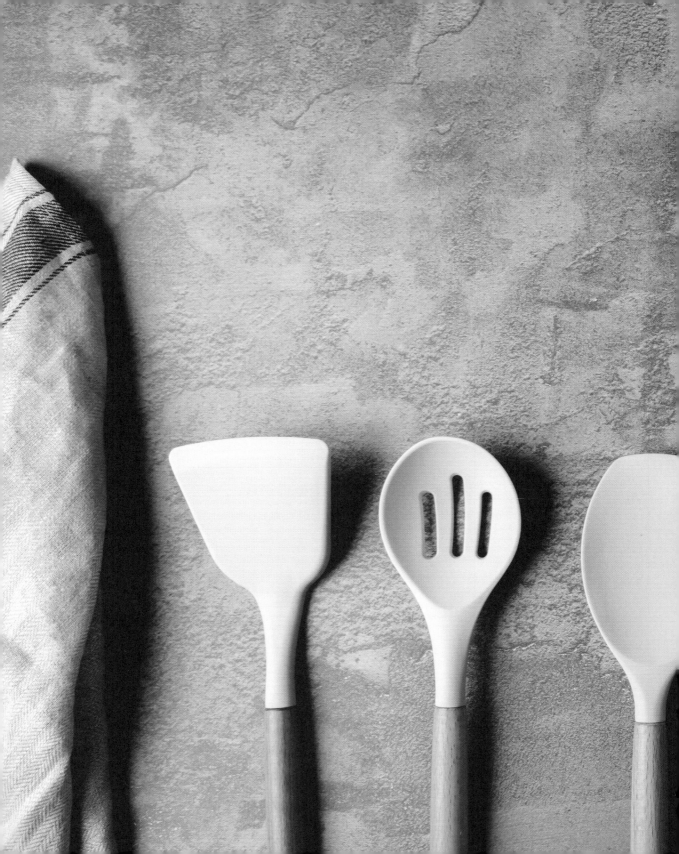

INTRODUCCIÓN

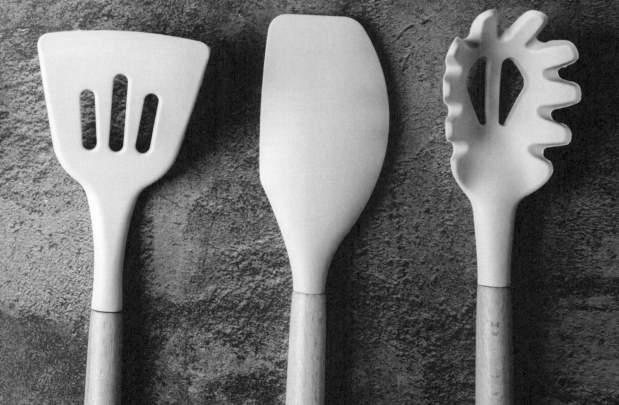

RECETAS TRADICIONALES ADAPTADAS A LA DIETA CETOGÉNICA

Disfruta comiendo como toda la vida

Si me estás leyendo es porque estás haciendo la dieta cetogénica o te planteas empezar a hacerla por salud, porque quieres perder peso o por pura curiosidad.

La dieta keto ha cambiado mucho en los últimos años. Yo misma, al comenzar, me sentía muy perdida y frustrada porque parecía que solo podía comer beicon, huevos, aguacate y carne a la plancha. Pero cuando entendí la ciencia que hay detrás, me di cuenta de que no era así.

Para empezar, **la dieta cetogénica no es una dieta, es un estilo de vida**. Es una relación a largo plazo con la comida y es muy importante que la disfrutes al máximo. Además, cada vez más personas han decidido **adaptarla al «estilo mediterráneo», a la tradición de aquí**: con más aceite de oliva y menos mantequilla, con platos coloridos llenos de verduras diferentes y con una copita de vino para alegrar las comidas, sin sentir ningún tipo de remordimiento.

Escribo este libro con dos intenciones muy claras:

· **Ofrecer recetas para que dejes de cocinar/comer siempre lo mismo:** este libro contiene 100 recetas de las de toda la vida, las que hemos comido en casa de nuestros padres y abuelos, pero en las que he ajustado algunos ingredientes para que sean aptas para keto.

· **Pero también quiero inspirarte a que sigas tu camino:** quiero que disfrutes reinventando y adaptando los alimentos de tu infancia para que luego puedas ofrecérselos al mundo y que otras personas puedan paladear los platos tan deliciosos que has comido siempre.

No te voy a mentir. En este libro hay muchas recetas de mi madre, pero también otras que me enviasteis al saber que estaba escribiéndolo. Solo por eso les tengo un cariño especial a las siguientes 250 páginas. Obviamente, al terminar de escribirlo he sentido que me quedaba corta, que hay miles de recetas que no he incluido, pero cuento contigo para continuar y que esto no acabe aquí.

la dieta cetogénica no es una dieta, es un estilo de vida

Venga, ¿empezamos?

KETO CON LAURA

¡Qué alegría verte por aquí!

Me llamo Laura y soy la **autora de este libro y creadora de los contenidos en el perfil** de redes **@keto_con_laura.**

Me apasiona la cocina y desde que entré en el «universo keto» decidí que quería **intentar hacerles la vida más fácil a las personas que siguen este estilo de alimentación,** y experimentan, inventan recetas nuevas **y simplifican el contenido para que se entienda la ciencia detrás de este método.**

Soy una persona imperfecta, natural, sin filtros, feliz a ratos y triste otros... Puedes verme a menudo sin peinar ni arreglar, y con celulitis; vamos, como todo el mundo: suficiente y válida sin que importe mi aspecto físico. Y voy a estar aquí siempre para recordarte que tú también lo eres, que tu peso no te define y que vas a conseguir todo lo que te propongas. Creo en ti y estoy muy orgullosa de que hayas dado **el primer paso para aprender a cuidarte.**

¡Ah! Y, antes de empezar, ese guaperas que ves a mi lado es mi perro Manolo.

Laura

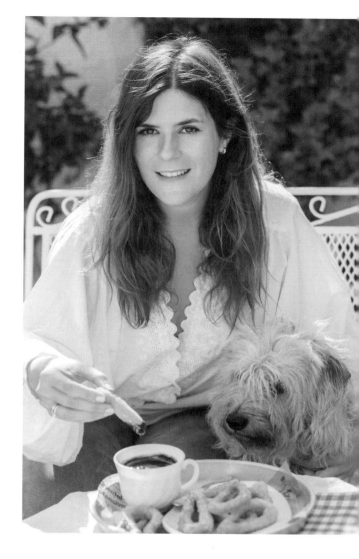

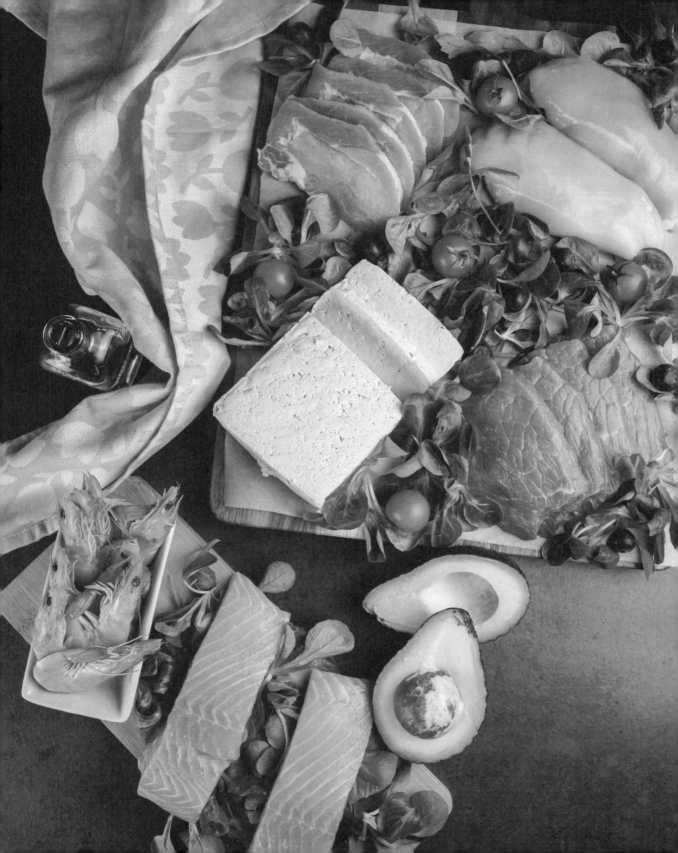

¿QUÉ ES LA DIETA KETO?

Un estilo de vida

La dieta keto —también conocida como «cetogénica»— es un estilo de alimentación **alto en grasas, moderado en proteínas y bajo en carbohidratos.** Al eliminar casi por completo la ingesta de carbohidratos, **tu cuerpo empieza a obtener de las grasas la energía que necesita para funcionar,** dando lugar a múltiples beneficios, como el **aumento de la energía, la pérdida de peso y la claridad mental.**

tu cuerpo obtendrá la energía de las grasas

¿POR QUÉ ES BAJA EN CARBOHIDRATOS?

«Los carbohidratos no son el demonio»

¡Ni mucho menos! Pero tengo que decirte que **no son ni tan buenos ni tan necesarios como nos han enseñado hasta ahora.** Que este estilo de alimentación proponga bajar la ingesta de carbohidratos no es porque sí. Ahora te cuento las razones.

los carbohidratos no son tan necesarios como nos han enseñado

Lo primero que debes saber es que los alimentos que consumes contienen nutrientes que te proporcionan todo lo que necesitas para vivir, obtener energía y sanarnos. Los nutrientes principales son las grasas, las proteínas y los hidratos de carbono (o carbohidratos).

Los carbohidratos son azúcares, almidones y fibras que se encuentran en casi todo lo que comes (cereales —arroz, trigo, maíz—, harinas, azúcar, miel, legumbres...). **Su principal función es la de proporcionar energía.** Al cuerpo le gustan especialmente porque los convierte con extrema facilidad en energía. No obstante, **es una energía muy fugaz y limitada,** ya que cuando el cuerpo utiliza todos los carbohidratos que has consumido se queda en modo «reserva de combustible». Por eso cuando los consumes en grandes cantidades sientes un pico de energía seguido de un golpe de fatiga, letargo y cansancio.

con esta dieta no notarás cansancio después de las comidas

La dieta cetogénica defiende la disminución del consumo de carbohidratos para que así **el cuerpo comience a usar la grasa como fuente principal de energía.** Este combustible **es ilimitado y constante,** ya que el cuerpo puede obtenerlo de los alimentos que consumes y también de las reservas de grasa. Por eso, cuando sigues la dieta cetogénica no notas cansancio después de las comidas.

¿CÓMO FUNCIONA?

Cambia tu estilo de alimentación

Al cambiar tu estilo de alimentación y eliminar la ingesta de carbohidratos casi por completo, tu cuerpo empieza a usar la grasa como fuente de energía.

Pero para que pueda usarla primero es preciso que el hígado la transforme y cree con ella **pequeñas moléculas de energía llamadas «cetonas».** Así, **tu cuerpo entra en un estado llamado «cetosis».**

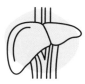

Todo empieza en el hígado

Las cetonas viajan por todo el cuerpo para aportar energía continuada al cerebro.

Aunque no sigas una alimentación baja en carbohidratos, tu hígado ya produce cetonas a diario, sobre todo por las noches, mientras duermes. Al reducir la ingesta de carbohidratos y los niveles de glucosa, tu hígado empieza a producir cetonas de forma acelerada y en grandes cantidades.

conoce la importancia de tu hígado en esta dieta

Se considera que estás en **cetosis nutricional** cuando llegas a un **mínimo de 0,5 mmol/L de cetonas en sangre.**

¿CUÁLES SON LOS BENEFICIOS?

Son muchos, pero los más destacados son:

REDUCCIÓN DEL APETITO:
El alto consumo de grasas junto con la ausencia de picos de insulina hace que te sientas **saciado durante más tiempo.** Además, **las cetonas inhiben la hormona del hambre.**

AUMENTO DEL RENDIMIENTO MENTAL:
Al entrar en cetosis, tu cuerpo tiene un **flujo constante de energía,** sin pausa, lo que elimina los problemas que se producen cuando hay picos de glucosa en sangre.

MAYOR RESISTENCIA FÍSICA:
Al alimentarte de carbohidratos almacenas glucógeno y tu cuerpo lo utiliza en un par de horas; en cambio, **las grasas acumuladas se guardan durante semanas.**

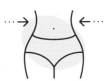

QUEMA GRASA CORPORAL:
Es constante **e implica pérdida de peso.**

REDUCCIÓN DE LA INFLAMACIÓN:
Las cetonas que produce tu cuerpo tienen un efecto antiinflamatorio.

¿QUÉ PUEDO COMER
EN LA DIETA KETO?

Porcentajes que es preciso tener en cuenta

Ya sabes que la dieta keto es baja en carbohidratos, moderada en proteínas y alta en grasas.

La forma de **llevarla a la práctica es asignando un porcentaje a estos 3 macronutrientes, que se conocen como «macros».** En keto los porcentajes suelen ser: **70 % de grasas, 25 % de proteínas y 5 % de carbohidratos** del total de lo que consumas **en un día.**

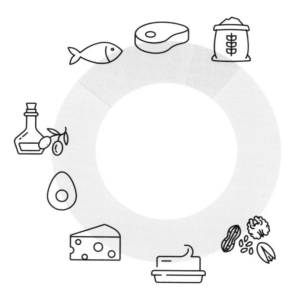

Estos porcentajes se aplican al total de las calorías que consumes al día. Es decir, un 5 % de tus calorías deben proceder de carbohidratos, un 25 % de proteínas y un 70 % de grasas.

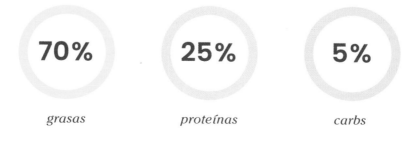

70%	25%	5%
grasas	*proteínas*	*carbs*

Para calcular tus calorías diarias es importante que hables con un especialista; este te hará un estudio y te dará su recomendación profesional. Pero si necesitas **una estimación rápida** de las calorías, puedes buscar en Google **«calculadora macros keto».**

Es verdad que **los macros pueden parecer complejos al principio,** por lo que, si prefieres no complicarte, sobre todo cuando empiezas la dieta, **mide solo los carbohidratos e intenta no pasarte de 20 g/día.**

carbs al día

Una de las cosas más importantes que debes saber es que **NO existen alimentos KETO.** Hay alimentos con más carbohidratos, que deberás restringir, y otros con menos carbohidratos, que podrás consumir con mayor tranquilidad.

El objetivo de este estilo de alimentación **es comer sano y variado** teniendo en cuenta que cuantos menos carbohidratos tenga un alimento, más cantidad podrás comer.

¿CÓMO SÉ CUÁNTOS CARBOHIDRATOS TIENE UN ALIMENTO?

Todos los alimentos tienen carbohidratos

La mayoría de los alimentos tienen carbohidratos, aunque sea en pequeñas cantidades. El cuerpo no absorbe **todos los tipos de carbohidratos** que puede tener un alimento y no debes contarlos para tus macros diarios. Este es el caso de **la fibra**, que **se resta** de la cantidad de carbohidratos totales, lo que da lugar a los **carbohidratos netos.**

EXISTEN EXCEPCIONES, ALIMENTOS QUE CONTIENEN 0 g DE CARBOHIDRATOS	
GRASAS	aceite de oliva, aceite de coco, aceite MCT, ghee, grasa animal, aceite de aguacate
CARNE FRESCA	ternera, pollo, cerdo, cordero...
PESCADO	todos son aptos
CONDIMENTOS	sal, pimienta, especias
EDULCORANTES KETO	eritritol, estevia, fruto de monje
BEBIDAS	agua, café, té, agua con gas, bebidas «zero»
EL ALCOHOL PURO	ginebra, whisky, ron, tequila, brandi, coñac

Los carbohidratos netos son aquellos que **impactan en los niveles de glucosa en sangre.** Estos carbohidratos se obtienen al restarle al valor total de carbohidratos de un ingrediente la fibra y los edulcorantes aptos para keto que lleven.

Para **calcular los carbohidratos de alimentos frescos** yo siempre consulto las bases oficiales del **Departamento de Agricultura de los Estados Unidos (USDA).** No obstante, si quieres algo un poco más fácil y donde puedas apuntar tus comidas para llevar el conteo de tu día, **existen aplicaciones** que tienen los macros registrados por alimento.

Para **calcular los carbohidratos de alimentos envasados** solo tienes que **ver la etiqueta** con la información nutricional que figura en el envoltorio, aunque existen discrepancias según el país donde los compres.

En los países europeos, los carbohidratos que aparecen en la línea «Hidratos de carbono» **son netos.** La legislación europea obliga a restar la fibra del total de los carbohidratos, por eso aparece en una línea aparte. En cambio, **en EE. UU. hay que restar la fibra** a la línea «total carbohydrates», ya que no se registran los carbohidratos netos.

Otra cosa importante que debes saber es que cada vez hay más **productos «sin azúcar» que usan edulcorantes keto** como el eritritol. Por lo tanto, si ves el término «polialcohol» en cualquiera de las etiquetas de cualquier país, tienes que restarlo a la línea del total de carbohidratos.

NO EXISTEN ALIMENTOS PROHIBIDOS: EL ÍNDICE GLUCÉMICO Y LA CARGA GLUCÉMICA

Lo que voy a contarte a continuación supone un escalón más en este proceso de aprendizaje. No hace falta que lo uses en tus conteos diarios, pero es bueno entenderlo para saber por qué no existen alimentos prohibidos. Todo depende de la cantidad que consumas.

Aunque en la dieta cetogénica se habla sobre todo de contar carbohidratos, es muy importante entender qué es y cómo actúa el índice glucémico (IG) de los alimentos.

El índice glucémico es un sistema de puntuación que les asigna valores a los alimentos dependiendo de lo rápido o lento que provoquen un aumento del nivel de glucosa en sangre.

- Los alimentos con un **alto IG liberan glucosa rápidamente.**

- Los **alimentos de IG bajo liberan la glucosa de forma lenta y constante,** por lo que ayudan a mantener un **buen control de los niveles de insulina en sangre.**

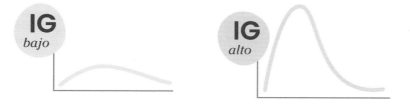

No obstante, **el índice glucémico no toma en consideración la cantidad consumida del alimento,** por lo que hay que tener cuidado, ya que un alimento con un índice glucémico bajo consumido en grandes cantidades puede causar un pico de insulina y sacarte de cetosis nutricional.

domina la fórmula de la carga glucémica

Hay alimentos como el arrurruz —ingrediente parecido a la maicena— que tienen una cantidad de carbohidratos alta (80 g), pero un índice glucémico bajo (IG = 14). En estos casos, si quieres conocer los valores verdaderos, te recomiendo que hagas **la fórmula de la carga glucémica.**

La carga glucémica tiene en cuenta el índice glucémico, los carbohidratos por alimento y el tamaño de la porción que vayas a ingerir de ese alimento. No miento, es una fórmula matemática: **índice glucémico × gramos de carbohidratos netos × porción que vayas a comer / 100.**

Los alimentos con un resultado **mayor que 20** se consideran alimentos con carga glucémica alta y los que tienen **menos de 10** son de **carga glucémica baja.**

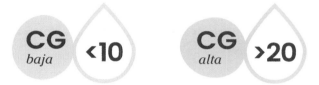

Por ejemplo, si tienes pensado añadir un espesante a una salsa y dudas si echar 50 g de arrurruz o 50 g de maicena:

ARRURRUZ   **IG = 4** | HC por 100 g = **80**
MAICENA   **IG = 80** | HC por 100 g = **86**

ARRURRUZ (50 g): (14 x 40) / 100 = 5,6 de carga glucémica
MAICENA (50 g): (80 x 43) / 100 = 34,4 de carga glucémica

En conclusión: el arrurruz es la mejor opción porque causa un **menor impacto en la glucosa que la maicena.**

Esto demuestra por qué **podemos comer alimentos altos en carbohidratos en muy pequeñas cantidades sin salirnos de cetosis.**

¿CÓMO SÉ SI ESTOY EN CETOSIS?

Siéntela

La cetosis tiene unos **síntomas muy característicos,** pero estos también varían según la persona.

Entre ellos:

- Sensación de sed
- Sensación de gripe (gripe-keto)
- Pérdida de peso

- Altos niveles de energía
- Claridad mental
- «Mal» aliento

Y existen medidores que te ayudan a saber si estás en cetosis:

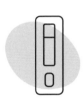

Medidor de orina: Es una tira que reacciona y cambia de color según los niveles de cetonas que tengas en la orina. Son baratas, fáciles de usar y no causan dolor, pero debes tener cuidado porque son sensibles a los cambios de temperatura y pueden caducar si dejas el frasco abierto. Además, dejan de ser efectivas si llevas mucho tiempo en keto.

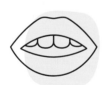

Medidor de aliento: Es un aparato que mide el nivel de cetonas en el aliento de forma rápida e indolora. Es un poco más caro, pero es una única compra, ya que no necesita desechables. El único problema que tiene es que debes tener cuidado con ciertas variables que pueden afectar a los resultados, como, por ejemplo, lavarse los dientes antes de usarlo.

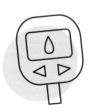

Medidor de sangre: Es el medidor de cetonas y glucosa más preciso y recomendable cuando se hace keto a largo plazo: puedes medir de inmediato el impacto que tiene un alimento en tus niveles de glucosa y cetonas. También es el método más invasivo porque hay que pincharse el dedo y sacar una gotita de sangre, pero no duele. Un inconveniente: cada medición supone usar una lanceta y una tira nuevas, por lo que debes tener en cuenta el coste añadido de estos desechables.

¿CÓMO EMPEZAR?

Con cabeza y con un plan

Si tienes un problema de salud grave, lo primero que debes hacer es consultar con tu médico o especialista.

Pésate, mídete y saca fotos de tu cuerpo: este va a cambiar y no siempre se reflejará en la báscula; por eso **es importante tener fotos, medidas y ropa como referencia.**

 Elimina las tentaciones en casa: haz limpieza de los alimentos altos en carbohidratos o azúcares que tengas en la nevera y la despensa para no caer en la tentación.

 Organiza tus comidas y menús semanales: plantéate objetivos alcanzables y plásmalos a diario.

 Si estás haciendo esta dieta para perder peso, es muy posible que te estanques en algún momento. Es absolutamente normal, forma parte del proceso de pérdida de peso.

 No te peses muy a menudo, sé paciente y dale tregua a tu cuerpo. Piensa en los beneficios que te está aportando este estilo de vida: la cantidad de energía, la inmensa claridad mental y tu nuevo autocontrol.

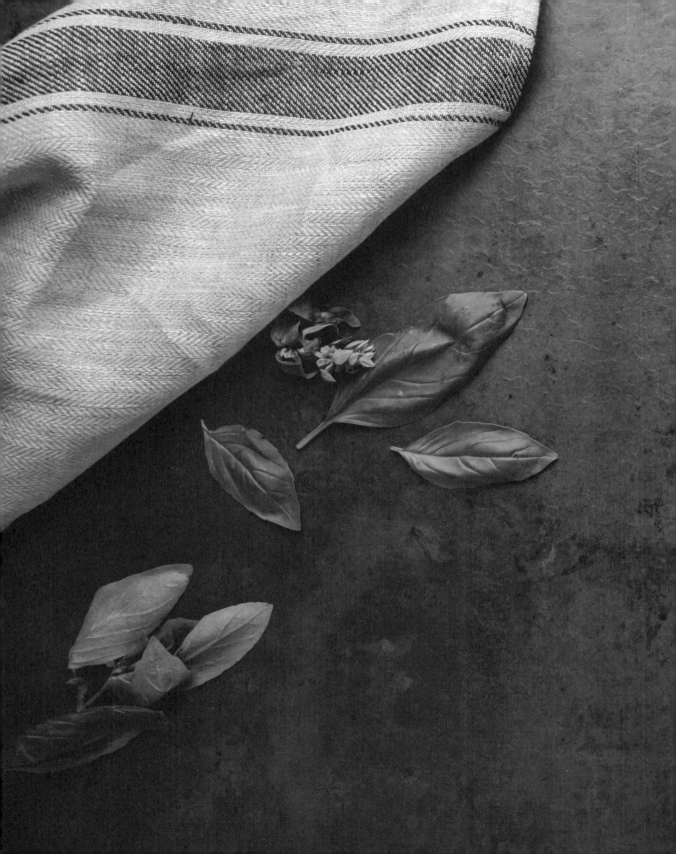

¿QUÉ ES LA DIETA KETO ADAPTADA
AL ESTILO MEDITERRÁNEO?

Cocina de toda la vida

Como comentaba al principio de este libro, la dieta «keto mediterránea» se ha puesto de moda en los últimos años. Se trata de la adaptación de la dieta keto a nuestro estilo tradicional de alimentación. Esta dieta se centra más en la calidad de los alimentos que en el conteo exhaustivo de los macros.

La dieta «keto mediterránea» es un estilo de vida: **se consumen muchas verduras, carnes no procesadas y prima el aceite de oliva como fuente de grasa.** Un tipo de alimentación de toda la vida que aprovecha la riqueza y variedad de recetas de la dieta mediterránea para elaborar **los platos de siempre, pero bajos en carbohidratos.**

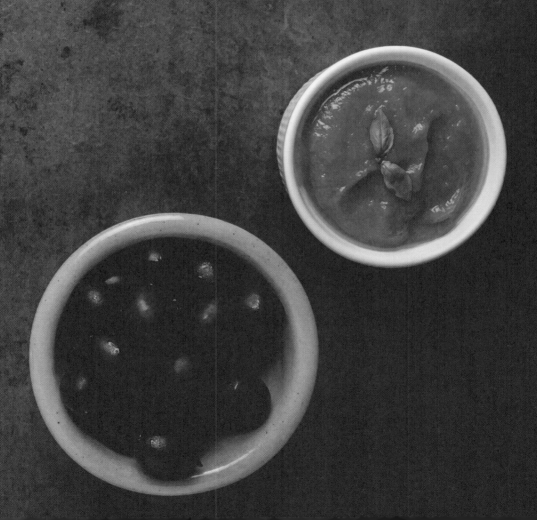

LAS HARINAS
Y sus sustituciones

¡Malas noticias! Las harinas **de siempre son altas en carbohidratos y altas en índice glucémico.**

Del mismo modo que te digo que no hay alimentos prohibidos, también te digo que cuanto más bajo en carbohidratos, índice glucémico o carga glucémica sea este ingrediente, más fácil te resultará integrarlo en tu día a día y no salir de cetosis. Por desgracia, **las harinas más comunes no son recomendables:**

- **La harina de trigo** tiene 70 g de carbohidratos por cada 100 g y un índice glucémico de 70.

- **La harina de maíz** tiene alrededor de 70 g de carbohidratos por cada 100 g y un índice glucémico de 52.

- **La harina de espelta y la de avena** no se quedan cortas: tienen 60 g de carbohidratos por cada 100 g y un índice glucémico de alrededor de 52.

La dieta cetogénica ha encontrado sustitutos: ingredientes bajos en carbohidratos que se hacen pasar por harinas y que, además, por lo general, no contienen gluten; es decir, son aptos para personas con intolerancias y alergias alimentarias.

Las elaboraciones con estos alimentos sustitutivos son saludables y deliciosas, pero, no obstante, quiero avisarte de que conseguir imitar la bollería industrial o las masas de pan o pizza preparadas que compras en el supermercado es prácticamente imposible.

las harinas más comunes no son recomendables

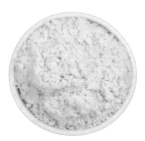

Harina de almendras: Hecha a base de almendras peladas y trituradas. Tiene 4 carbohidratos por 100 g y un índice glucémico de 0. Es la más usada en repostería.

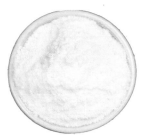

Harina de coco: Sale de la pulpa que sobra de hacer leche de coco; es importante no confundirla con coco rallado. Tiene 28 g de carbohidratos por 100 g y un índice glucémico de 50. Se suele utilizar muy poca cantidad en las recetas y necesita mucho líquido al estar tan deshidratada.

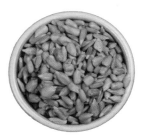

Semillas de girasol: Estas semillas trituradas son el sustituto más común de la harina de almendras. Tienen 11 g de carbohidratos por cada 100 g de semillas y un índice glucémico de 55. Son valores más altos, pero compensa el precio, que es 10 veces más barato. También es una opción mucho mejor, obviamente, si tienes algún tipo de alergia o intolerancia a los frutos secos. El único inconveniente es que las masas, una vez cocinadas, se volverán de color verdoso; por eso siempre se recomienda añadir una cucharada de algún ingrediente ácido, como el vinagre de manzana o el zumo de limón, para evitar esta oxidación.

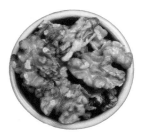

Frutos secos molidos: Puedes moler cualquier fruto seco y usarlo en vez de la harina de almendras. Las nueces californianas, las nueces pecanas y las avellanas son buenas alternativas con menos de 5 g de carbohidratos por cada 100 g e índices glucémicos bajos.

OTROS INGREDIENTES

que mejorarán tus masas

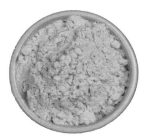

Gluten de trigo: Para conseguir texturas similares a las de las masas tradicionales hay que añadir gluten a las mezclas. La buena noticia es que existe como ingrediente por separado, tiene 4 g de carbohidratos por cada 100 g y es muy barato. La mala, que es inflamatorio y las personas alérgicas o intolerantes no pueden tomarlo.

El hecho de que los ingredientes que se usan tradicionalmente en keto no tengan gluten, tiene un impacto en la textura, la elasticidad y el volumen de las masas y los postres. Una solución para aglutinar los ingredientes es añadir huevo, pero puedes acabar con una gran tortilla francesa de postre y nadie quiere eso. Hay otros ingredientes, como el lino y la chía, que contribuyen a no tener que agregar tantos huevos y proporcionan resultados más ligados en las masas.

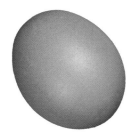

Huevos de gallina: Cada huevo tiene 0,9 g de carbohidratos por cada 100 g y un índice glucémico de 0. En la repostería baja en carbohidratos se suelen utilizar en cantidades altas porque espesan y dan volumen a las masas.

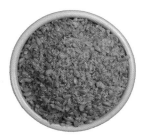

Lino dorado molido: Tiene 2 g de carbohidratos por cada 100 g y un índice glucémico de 55. Para reemplazar un huevo, solo tienes que añadir 3 cucharadas de agua caliente y 1 cucharada de lino molido en un bol, y dejar reposar 10 minutos, hasta que tenga una consistencia gelatinosa. El resultado es un poco más gomoso y con menos volumen que si usas huevo.

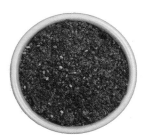

Semillas de chía: Estas semillas absorben 10 veces su peso en agua, por lo que son muy buenas para ligar los ingredientes de una masa. Tienen 8 g de carbohidratos por cada 100 g y un índice glucémico de 1. Igual que el lino, puede sustituir al huevo si mezclas una cucharada de chía con 3 de agua caliente. A mí me gusta triturarlas y añadirlas en mi receta de masa de pan (ver p. 46).

Añadir espesantes a las mezclas ayuda a que se estiren y crezcan con mayor facilidad. No obstante, si quieres hacer masas, te recomiendo que no los uses sin ninguna otra harina, ya que obtendrás texturas gomosas.

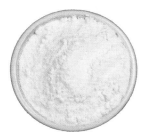

Proteína de whey: Es uno de los suplementos más usados para crear masa muscular, pero también es excelente a la hora de ligar los ingredientes de una masa. Puede variar según la marca, pero suele tener 0 g de carbohidratos y un índice glucémico muy bajo. Además, está muy recomendado para espesar batidos, cremas, salsas... Solo necesitarás 10 g por ración. No lo uses como una harina más, ya que, en exceso, proporciona una textura gomosa y seca.

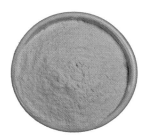

Psyllium: Se usa en recetas donde se añade harina para espesar. Es muy bajo en carbohidratos, tiene 2 g por cada 100 g, también en índice glucémico. Muy a menudo se usa para hacer panes keto porque ayuda a formar miga.

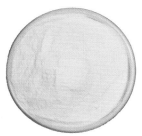

Goma xantana: Es uno de los espesantes más usados en keto. Tiene 0 g de carbohidratos y un índice glucémico bajo. Se puede usar para espesar sopas, salsas, hacer helados y ayudar a ligar masas. No eches más de una cucharadita por receta, ya que le da una textura un poco gelatinosa.

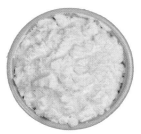

Arrurruz: Es un espesante natural, vegano, reconocido por sus innumerables beneficios para la salud. Aunque tenga 80 g de carbohidratos por cada 100 g, tiene un índice glucémico bajo, de 14. Sirve para espesar salsas y postres, pero es demasiado almidonada para usarla sin ninguna otra harina.

LAS GRASAS
Echa más aceite de oliva

A veces, llevar una alimentación alta en grasas es complicado porque no estamos acostumbrados ni sabemos de dónde sacarlas. Pues escucha bien lo que te voy a decir ahora: es tan simple como añadir un poco más de aceite de oliva a tu ensalada. Lo bueno de **las grasas en keto** es que, por lo general, **se pueden sustituir unas por otras sin problema.** Es decir, si una receta te pide 10 g de mantequilla, puedes usar ghee o aceite de coco en su lugar.

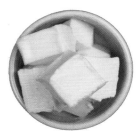

Mantequilla: La mantequilla está hecha de grasa de leche y contiene trazas de lactosa (azúcar) y suero (proteína). Por lo general, las mantequillas tienen 1-2 g de carbohidratos por cada 100 g, pero es muy importante mirar las etiquetas de los envases, pues algunas marcas llevan azúcares añadidos que suben el conteo de carbohidratos. Puede usarse tanto para cocinar como para hornear o freír.

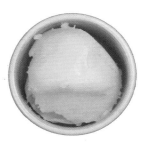

Ghee: También conocido como «mantequilla clarificada», es un buen sustituto que no lleva ni lactosa ni suero. Lo mejor del ghee es que tiene 0 g de carbohidratos y no se quema a altas temperaturas, cosa que sí ocurre con el aceite y la mantequilla. También puede usarse tanto para cocinar como para hornear o freír.

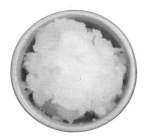

Aceite de coco: Proviene de la grasa resultante de prensar la carne del coco. Tiene 0 g de carbohidratos y se puede usar para cocinar a temperaturas altas.

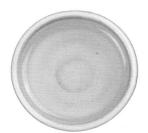

Aceite MCT: Es un tipo de grasa que el cuerpo absorbe muy rápidamente y que convierte en cetonas. No tiene sabor, tiene 0 g de carbohidratos y 0 de índice glucémico. Es importante que no se caliente a más de 100 °C porque pierde sus efectos. Puedes tomarlo solo en ayunas o en batidos, ensaladas, postres y helados.

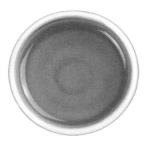

Aceite de oliva: El ingrediente estrella de la dieta mediterránea. Es muy importante que sea virgen extra para que no pierda gran parte de sus componentes saludables. Tiene 0 g de carbohidratos y lo puedes usar de forma generosa para alcanzar la cantidad de macros que necesitas. No tengas miedo de cocinar con virgen extra; es perfectamente estable a la temperatura óptima para freír.

LA LECHE
y sus sustituciones

La leche de vaca es la opción más alta en carbohidratos dentro de los lácteos, tiene de 8 a 15 g de carbohidratos por cada 100 g y su índice glucémico puede llegar hasta 40 dependiendo de la marca. Por eso siempre se recomienda tomar bebida de coco o leche de almendras para beber, y nata o leche de coco para cocinar.

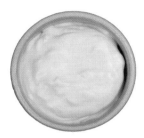

Nata: También conocida como «crema de leche» o «chantilly» en algunos países, tiene alrededor de 3 g de carbohidratos por cada 100 g. Suele haber una específica para cocinar y otra para postres. Si lo que quieres hacer es montarla, utiliza siempre la de postres, asegurándote de que tenga un mínimo de 30 % de materia grasa y que esté muy fría. En toda receta que contenga nata esta puede sustituirse por leche de coco en la misma cantidad.

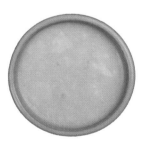

Leche de coco: Este ingrediente suele venir envasado en latas y cuando se enfría se divide en dos capas: una espesa por encima, que es la nata del coco, y otra por debajo, que es el agua. Si eres intolerante a la lactosa, puedes utilizar leche de coco en todas las recetas donde se indique el empleo de nata. Además, la capa de arriba se puede montar con unas varillas para simular la nata montada.

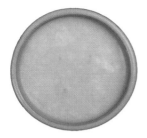

Bebida de coco: No confundir con leche de coco. Normalmente viene en brick, es muy líquida y tiene cerca de 1 g de carbohidratos por cada 100 g. Se puede sustituir por leche de almendras.

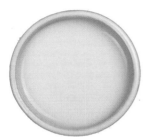

Leche de almendras: Igual que la bebida de coco, viene en brick, es muy líquida y tiene 1 g de carbohidratos por cada 100 g.

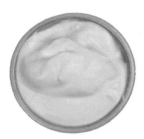

Yogur: Entre todas las opciones de yogures, el griego suele ser de los más bajos en carbohidratos porque, técnicamente, es un yogur concentrado con menos lactosa. Suele tener 4-7 g de carbohidratos por cada 100 g dependiendo de la marca. También puedes optar por yogures vegetales de soja o coco, que suelen tener menos carbohidratos, alrededor de 2-3 g por cada 100 g.

LOS EDULCORANTES
Sustitutos del azúcar

No tienes que privarte de hacer recetas dulces en keto, pero el azúcar blanco, el moreno, el de coco, la miel y los dátiles no están recomendados porque tienen 100 g de carbohidratos por cada 100 g y niveles muy altos de índice glucémico.

¡Que no cunda el pánico! **Existen alternativas para endulzar tus platos.** Antes de decirte cuáles, es importante que sepas que, por lo general, los edulcorantes keto no pueden sustituir al azúcar en las mismas cantidades que aparecen en las recetas de toda la vida (excepto el xilitol). Es más, aunque se pueda sustituir, si se emplean en grandes cantidades, pueden causar molestias, gases o mal sabor. Por ejemplo, para un postre de 4 raciones yo suelo usar como máximo 60 g de eritritol, aunque te recomiendo que pruebes la mezcla (antes de echar el huevo, si lleva) para decidir si le falta dulzor.

Si miras las etiquetas de los siguientes productos, verás que se indica un total de carbohidratos por cada 100 g, pero son todos polialcoholes, con lo cual se restan del total.

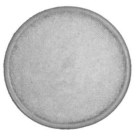

Eritritol: Edulcorante keto de preferencia, ya que tiene 0 g de carbohidratos y un índice glucémico de 0. Tiene un sabor parecido al del azúcar, pero solo con un 70 % de dulzor. Si lo usas en grandes cantidades, deja una sensación de frío muy desagradable en la lengua.

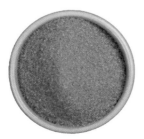

Eritritol dorado: Este edulcorante keto es menos conocido, pero muy útil, pues aporta a los postres tonos dorados y un sabor parecido al del azúcar moreno. Es la mejor opción para hacer caramelo o dulce de leche.

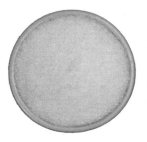

Estevia: Un edulcorante muy común —líquido o granulado— con 0 g de carbohidratos y un índice glucémico de 0. Es trescientas veces más dulce que el azúcar. Lo malo es que no sabe a azúcar y en cantidades moderadas deja un sabor amargo.

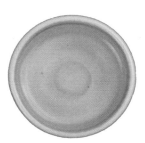

Edulcorante líquido (ciclamato y sacarina): Es una de las mezclas de edulcorantes con 0 g de carbohidratos e índice glucémico 0; es el que más acerca el sabor de tus postres al azúcar. Tiene un dulzor trescientas veces más potente que el azúcar, solo necesitas 1-2 gotas por persona. Puedes combinarlo con el eritritol para acentuar el dulzor de tus recetas. No lo recomiendo como edulcorante principal en las recetas porque hay estudios científicos que indican que la sacarina puede tener efectos nocivos en la salud y porque puede adquirir un sabor amargo al hornear.

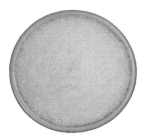

Xilitol: Esta opción tiene 0 g de carbohidratos, pero un índice glucémico de 14. Es igual de dulce que el azúcar. Hay que tener en cuenta que no se carameliza bien y que es letal para los animales, por lo que debes tener mucho cuidado de que no entren en contacto con este ingrediente.

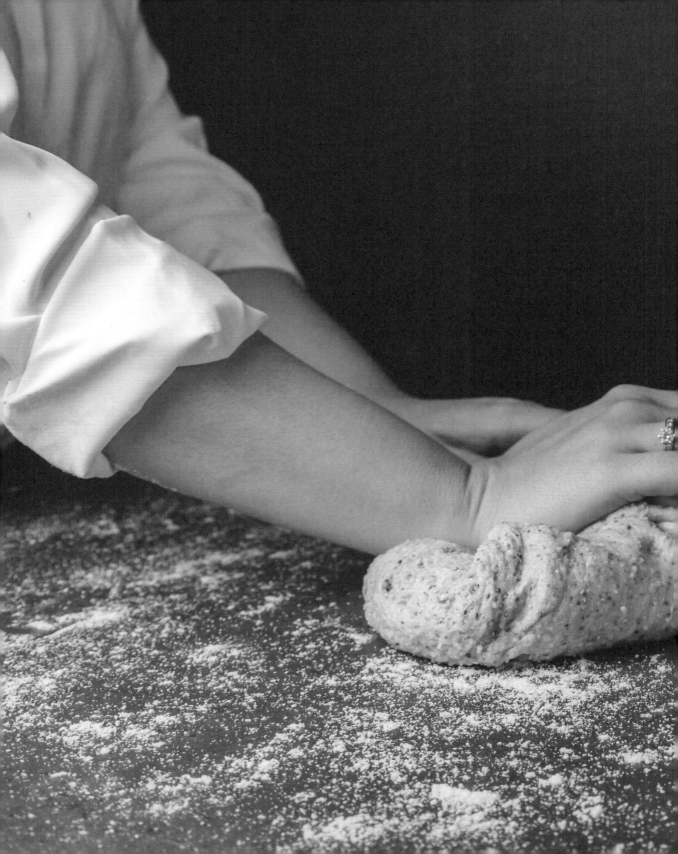

BÁSICOS

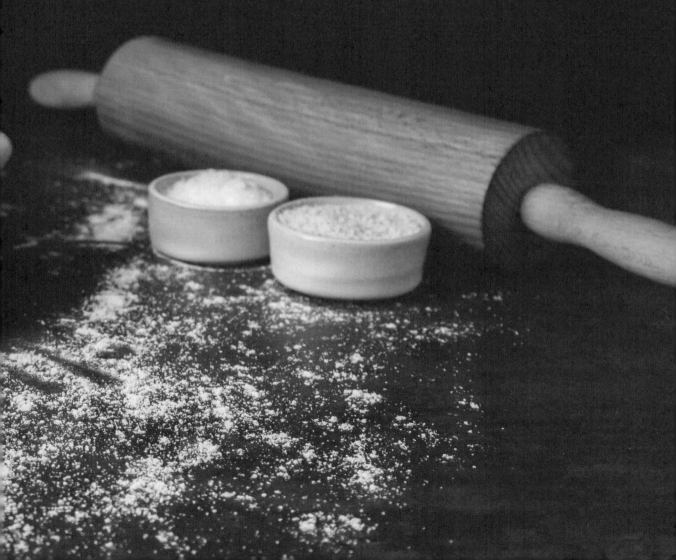

Crackers de semillas

35 min

22 crackers

50 g de semillas de girasol

50 g de semillas de sésamo

50 g de semillas de lino

50 g de semillas de chía

una pizca de sal

200 ml de agua caliente

Estas galletitas crujientes me han salvado innumerables aperitivos con amigos y, por eso, siempre las tengo a mano en la cocina, guardadas en un envase hermético. Además, puedes adaptar esta receta a tu gusto cambiando el tipo de semillas o añadiendo especias, queso parmesano o algo de picante.

1. Precalienta el horno a 200 °C.
2. Combina todas las semillas en un bol, añade una pizca de sal y separa la mezcla por la mitad. En un procesador de alimentos, tritura una de las dos mitades.
3. Pon la mitad de las semillas aún enteras, la otra mitad trituradas y el agua en un bol grande. Mézclalo todo bien.
4. Extiende la mezcla encima de un papel de hornear. A continuación, divídela en cuadraditos pequeños con un cuchillo.
5. Hornea 30 minutos.

Las semillas de lino y las de chía son espesantes naturales y, en contacto con el agua, actúan como un pegamento. Puedes sustituirlas por psyllium molido.

MACROS				
Receta entera:	117,5 kcal	10,5 g de HC	92,6 g d grasas	38,2 g de proteínas
Por ración:	50,8 kcal	0,5 g de HC	4,2 g d grasas	1,7 g de proteínas

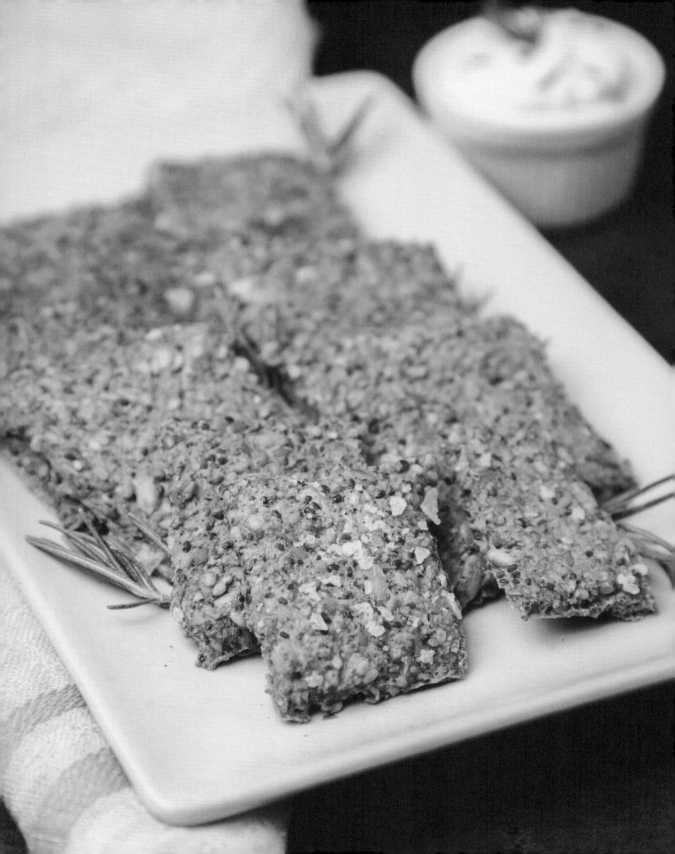

Masa de empanada

35 min
8 porciones

170 g de harina de almendras

30 g de harina de coco

65 g de gluten de trigo [opción sin
   gluten: 30 g de semillas de chía
   molidas + 20 g de psyllium +
   10 g de goma xantana]

una pizca de sal

15 ml de vino blanco (opcional,
   puedes sustituirlo por agua)

80 ml de agua

60 ml de nata

15 ml de aceite de oliva

1 huevo

Las empanadas son uno de mis platos preferidos: puedes prepararlas con antelación (¡incluso están más ricas al día siguiente!) y rellenarlas con lo que más te apetezca en cada ocasión. Te prometo que esta masa engaña al paladar de cualquiera porque tiene el mismo sabor y textura que la de toda la vida, pero en versión baja en carbohidratos.

1. Mezcla la harina de almendras y la de coco, el gluten de trigo y la sal en un bol. Remueve con una espátula.
2. A continuación, incorpora el vino blanco, el agua, la nata y el aceite. Combina de nuevo.
3. Después, amasa la mezcla durante 4 minutos.
4. Si quieres hacer una empanada grande, separa la masa en dos y estira ambas mitades hasta formar dos planchas finas. En cambio, si prefieres preparar empanadillas pequeñas, divide la masa en 8 partes iguales y estíralas de forma individual.
5. Cuando hayas elegido y preparado el relleno de la empanada, échalo encima de una de las planchas, cúbrelo con la otra y sella los bordes mojándolos ligeramente con agua y haciendo presión con un tenedor.
6. Pinta la empanada con huevo batido y hornea durante 25 minutos a 180 °C.

Para ver una receta completa con una propuesta de relleno, ve a la p. 86.

Te aconsejo que el relleno que elijas para tus empanadas no sea muy líquido porque puede afectar a la consistencia de la masa.

MACROS				
Receta entera:	1648,9 kcal	18,1 g de HC	138,8 g de grasas	92,7 g de proteínas
Por ración:	206,1 kcal	2,3 g de HC	17,4 g de grasas	11,6 g de proteínas

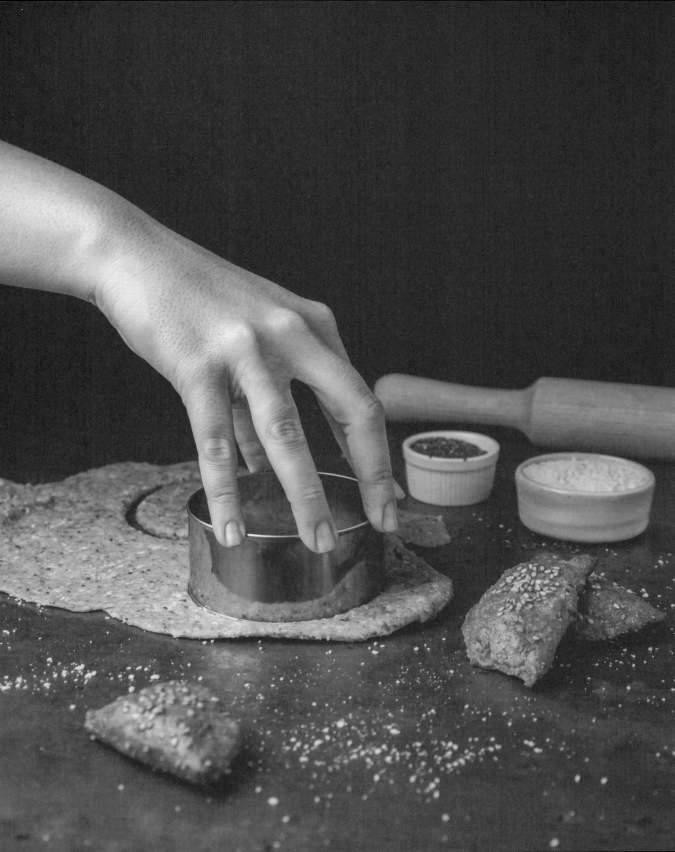

Masa de pizza

25 min
1 pizza

4 ml de miel

4 g de levadura

180 ml de agua templada

20 g de semillas de chía

180 g de harina de almendras

80 g de gluten

1 huevo

60 ml de aceite de oliva

Esta receta nace de la búsqueda de una masa de pizza baja en carbohidratos y sin mozzarella en la base, porque no todo el mundo puede tomar lácteos. El resultado recuerda a una masa integral de pizza: fina y crujiente. ¡Te va a encantar!

1. Pon la miel, la levadura y el agua en un bol, tapa con un trapo y déjalo reposar 5 minutos.
2. Tritura las semillas de chía con un procesador de alimentos.
3. En otro bol, mezcla la chía triturada, la harina de almendras y el gluten.
4. Ahora, añade el huevo y también el aceite, el agua y la levadura que has dejado en reposo. Mézclalo todo bien.
5. A continuación, amasa la mezcla durante 7 minutos.
6. Por último, extiende la masa y dale forma a tu pizza. Deja reposar la masa mínimo 15 minutos antes de añadir el resto de los condimentos para completar la receta y llévala al horno.

Para ver una receta completa con una propuesta de condimentos, ve a las pp. 138 y 150.

Asegúrate de que la harina de almendras que vas a emplear sea fina para lograr una textura más delicada. Si no lo es, puedes triturarla de nuevo en tu procesador de alimentos.

MACROS				
Receta entera:	2023 kcal	12,9 g de HC	176,6 g de grasas	109,5 g de proteínas
Por ración:	254 kcal	1,6 g de HC	22,1 g de grasas	13,7 g de proteínas

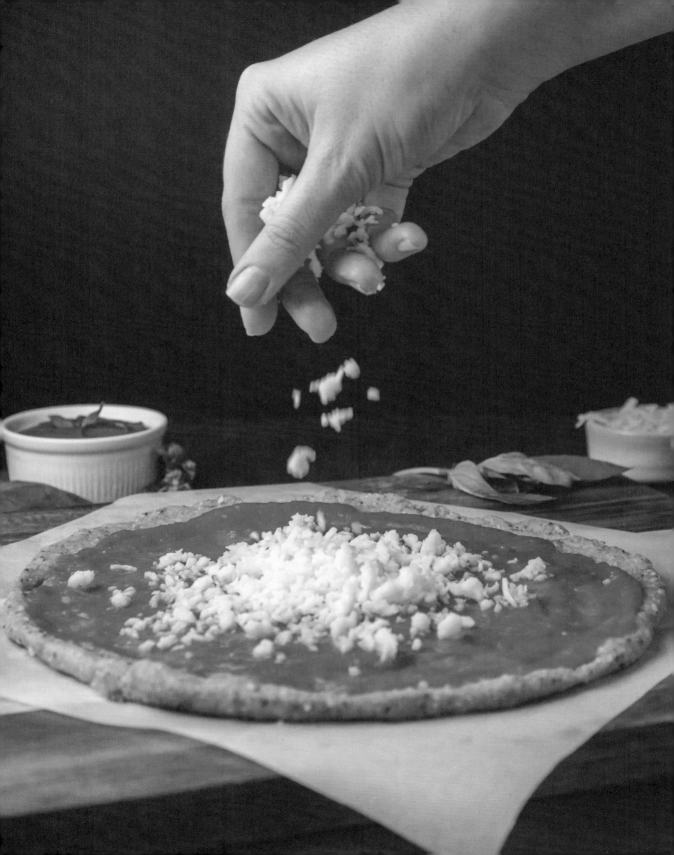

Pan casero

1 h y 45 min
6 bollos

120 ml de agua templada
4 g de miel
4 g de levadura de pan
20 g de semillas de chía
35 g de harina de almendras
100 g de gluten de trigo
3 g de goma xantana
una pizca de sal
20 ml de aceite de oliva
1 huevo

¡La joya de la corona de este libro! Un pan casi idéntico al tradicional, pero bajo en carbohidratos, que te quitará el antojo de pan blanco para siempre. Es mi desayuno favorito: por fin tenemos en casa un pan crujiente por fuera y con miga esponjosa por dentro.

1. Precalienta el horno a 50 °C.
2. Pon el agua y la miel en un bol. Deja reposar 2-3 minutos. Añade la levadura y deja reposar 3 minutos más.
3. En otro bol, combina los ingredientes secos: las semillas de chía previamente trituradas en un procesador de alimentos, la harina de almendras, el gluten de trigo, la goma xantana y la sal.
4. A continuación, agrega el aceite, el huevo y el bol de agua con miel y levadura, y mézclalo todo bien con una espátula.
5. Amasa la mezcla unos 5-10 minutos hasta que ya no esté pegajosa y deja reposar por lo menos 20 minutos.
6. Transcurrido este tiempo, divide la masa en 6 bollitos del mismo tamaño y colócalos sobre una bandeja de horno. Puedes esparcir por encima semillas variadas para decorarlos.
7. Hornea durante 1 hora a 50 °C. Una vez pasado este tiempo, sube la temperatura a 180 °C y hornea otros 15 minutos más.

> Si ves que el pan se desinfla, introdúcelo de nuevo en el horno bocabajo, con la parte de arriba tocando la bandeja, y hornea 10 minutos más a 180 °C. De esta manera, conseguirás que todo el pan tenga una corteza lo bastante sólida para que no le afecte el cambio de temperatura y no pierda la forma.

	MACROS			
Receta entera:	955,7 kcal	7,9 g de HC	58,3 g de grasas	96,4 g de proteínas
Por ración:	159,3 kcal	1,3 g de HC	9,7 g de grasas	16,1 g de proteínas

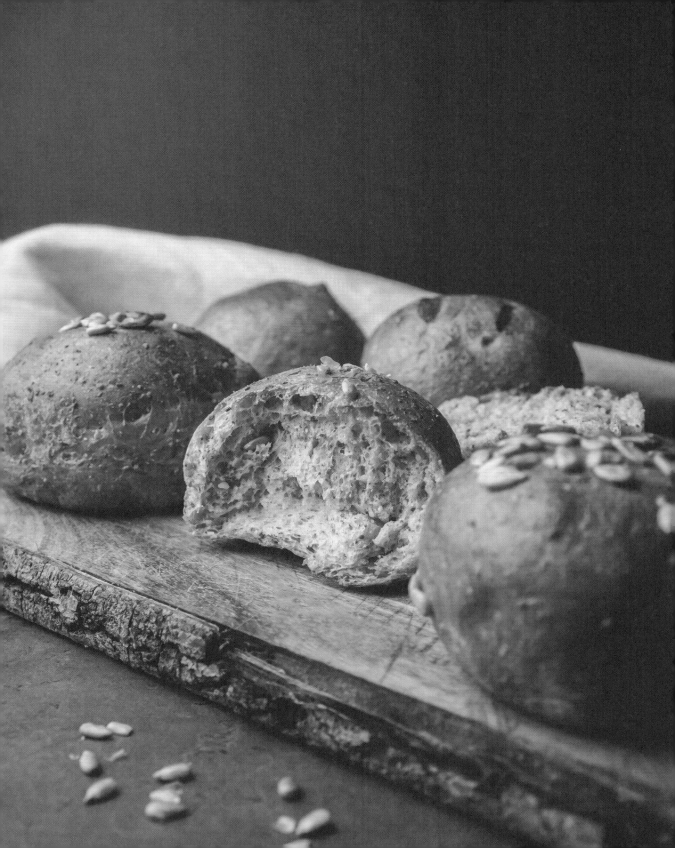

Tartaletas

15 min
12 tartaletas

50 g de mantequilla
150 g de harina de almendras
1 huevo

Esta es la base de tartaletas que uso en todas mis recetas, tanto dulces como saladas. Es una masa quebrada y mantecosa, muy sencilla y rápida de hacer.

1. Precalienta el horno a 180 °C.
2. Derrite la mantequilla unos segundos en el microondas.
3. Una vez derretida, mézclala en un bol con la harina de almendras y el huevo.
4. Con la ayuda de los dedos, extiende la masa en tus moldes para tartaletas.
5. Por último, hornea 10 minutos a 180 °C.

Hornea las tartaletas en la rejilla más baja del horno; así te aseguras de que se cocinan de manera uniforme y sin que se dore demasiado la parte superior.

Yo uso moldes de tartaletas de 6,5 cm.

MACROS				
Receta entera:	1265 kcal	6,9 g de HC	128 g de grasas	36,5 g de proteínas
Por ración:	105,4 kcal	0,5 g de HC	10,6 g de grasas	3 g de proteínas

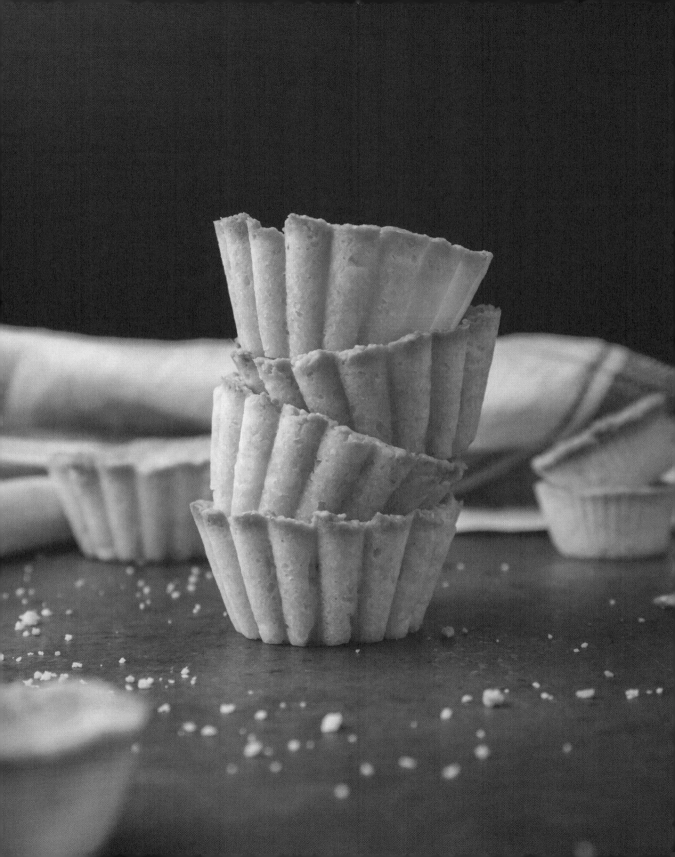

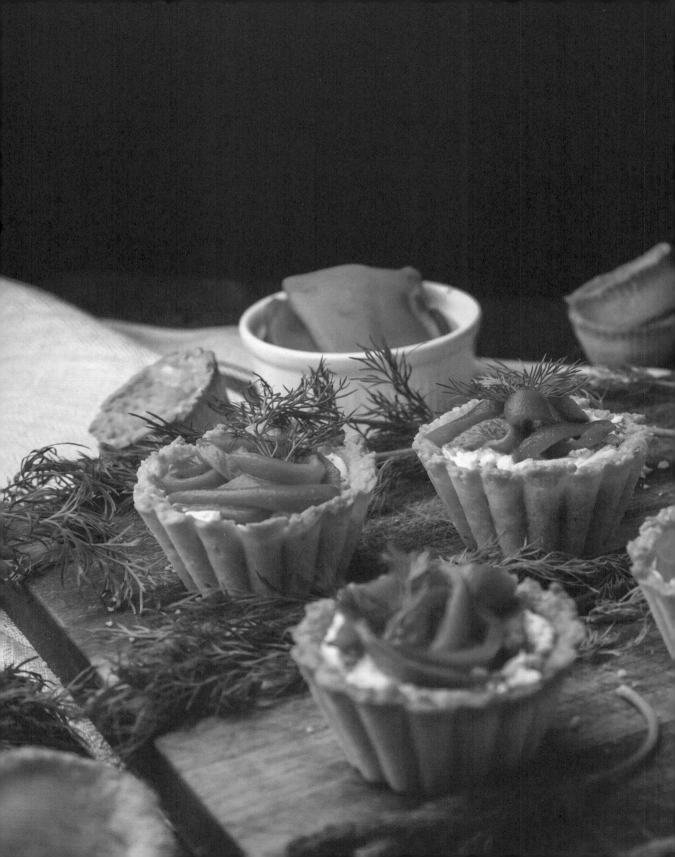

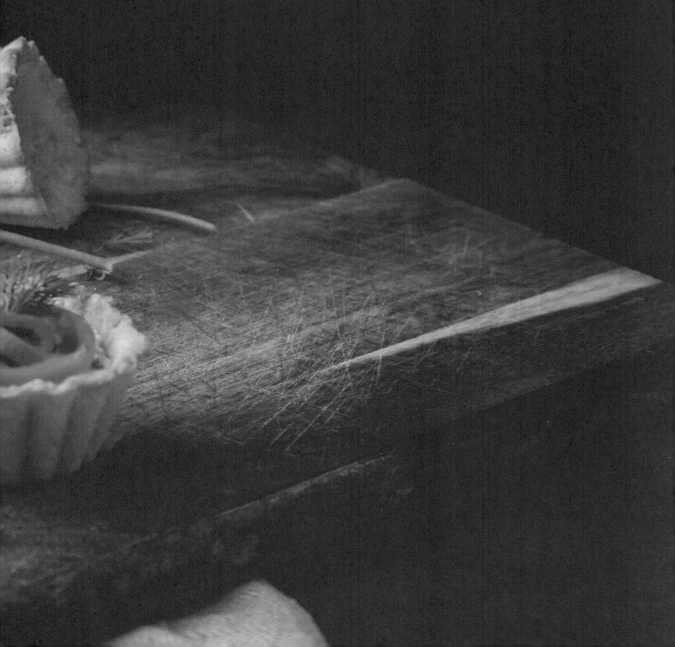

APERITIVOS

Alitas
de pollo

30 min
16 alitas

16 alitas de pollo
40 ml de aceite de oliva
especias variadas: cúrcuma,
  pimentón dulce, sal y pimienta
  (una pizca de cada)

La receta favorita de mi padre no podía faltar en este libro.
Él es más tradicional y le gustan las cosas sencillas, pero
siempre trato de encontrar rebozados diferentes, para variar.

1. Precalienta el horno a 200 °C.
2. En un bol, mezcla y embebe bien las alitas de pollo con el aceite de oliva y las especias.
3. A continuación, colócalas en una bandeja de horno y hornea
   durante 30 minutos.

Si no tienes horno, también puedes freír las alitas de pollo en
una sartén con una cantidad generosa de aceite.

	MACROS			
Receta entera:	718,5 kcal	0,0 HC	61 g de grasas	40,5 g de proteínas
Por alita:	47,9 kcal	0,0 HC	4,1 g de grasas	2,7 g de proteínas

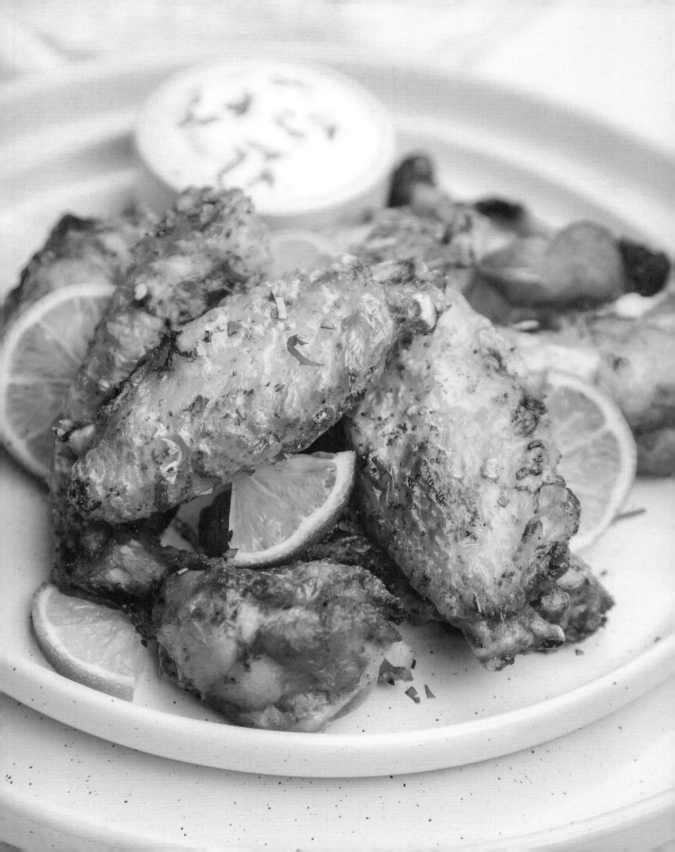

Almendras especiadas

15 min
4 raciones

300 g de almendras crudas sin piel

especias al gusto; yo hice tres sazones diferentes: una con especias secas (orégano, eneldo, cilantro...), otra con curry y la tercera con pimentón dulce

sal gorda al gusto

Estos frutos secos son perfectos para servir como aperitivo en una comida con amigos y también para comértelos a solas delante de una buena película. Pero cuidado: ¡están tan buenos que enganchan!

1. Si las almendras vienen con piel, introdúcelas en agua hirviendo para retirársela.
2. Precalienta el horno a 190 °C.
3. En un bol, mezcla las almendras con las especias de tu elección y la sal.
4. Sobre una bandeja de horno, coloca un papel para hornear y esparce las almendras especiadas por encima sin que se amontonen.
5. Hornea durante 3-5 minutos, retira del horno, remueve para que las almendras se tuesten por ambos lados y vuelve a introducir en el horno durante 3-5 minutos más.

Puedes hacer esta receta con los frutos secos que más te gusten: avellanas, nueces o anacardos.

MACROS				
Receta entera:	1650 kcal	12 g de HC	165 g de grasas	60 g de proteínas
Por porción:	412,5 kcal	3 g de HC	41,25 g de grasas	15 g de proteínas

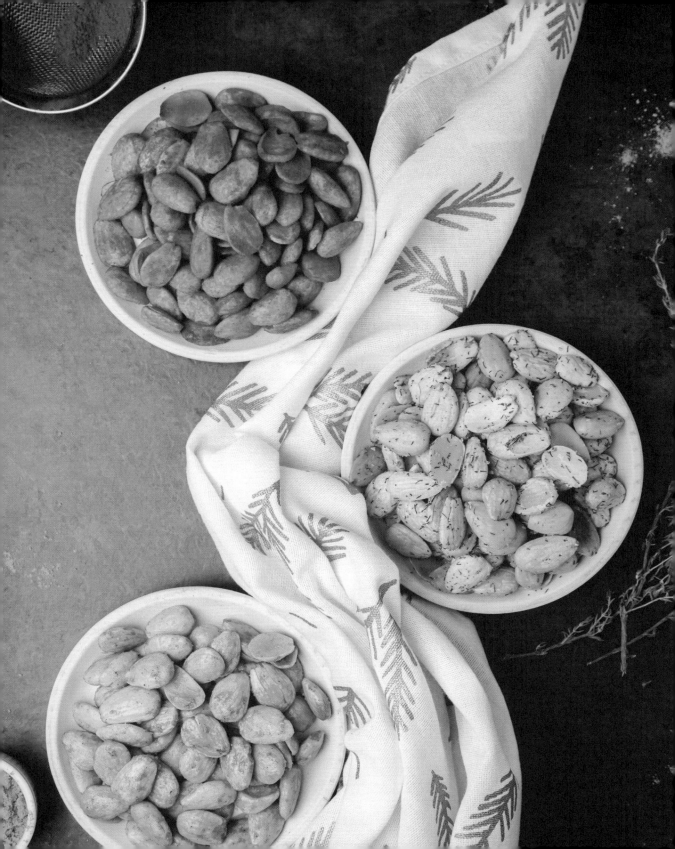

Baba ganoush

35 min
2 raciones

1 berenjena (300 g aprox.)

1 diente de ajo

20 ml de aceite de oliva

10 ml de zumo de limón

una pizca de comino

20 g de tahini (o semillas de sésamo)

sal al gusto

pimienta al gusto

Este dip de berenjenas libanés está lleno de sabor y es superfácil de hacer. Es muy parecido al hummus y también puedes comértelo con crudités (hortalizas crudas cortadas).

1. Precalienta el horno a 200 °C.
2. Corta la berenjena por la mitad, colócala en una bandeja de horno y haz unos cortes diagonales en la pulpa con el cuchillo.
3. Introduce en el horno y hornea durante 15 minutos por cada lado.
4. Una vez cocida, retira la piel y, en un procesador de alimentos, tritura la pulpa con el resto de los ingredientes.
5. Sirve en un bol y esparce por encima unas semillas de sésamo.

Para evitar que la berenjena esté amarga, hazla sudar antes de asarla: córtala por la mitad, echa sal por encima y déjala reposar 20 minutos. Pasado este tiempo, limpia con papel de cocina el agua que haya expulsado y continúa con la receta.

MACROS				
Receta entera:	387,3 kcal	10,6 g de HC	31,2 g de grasas	8,1 g de proteínas
Por porción:	139,3 kcal	5,3 g de HC	15,6 g de grasas	4,1 g de proteínas

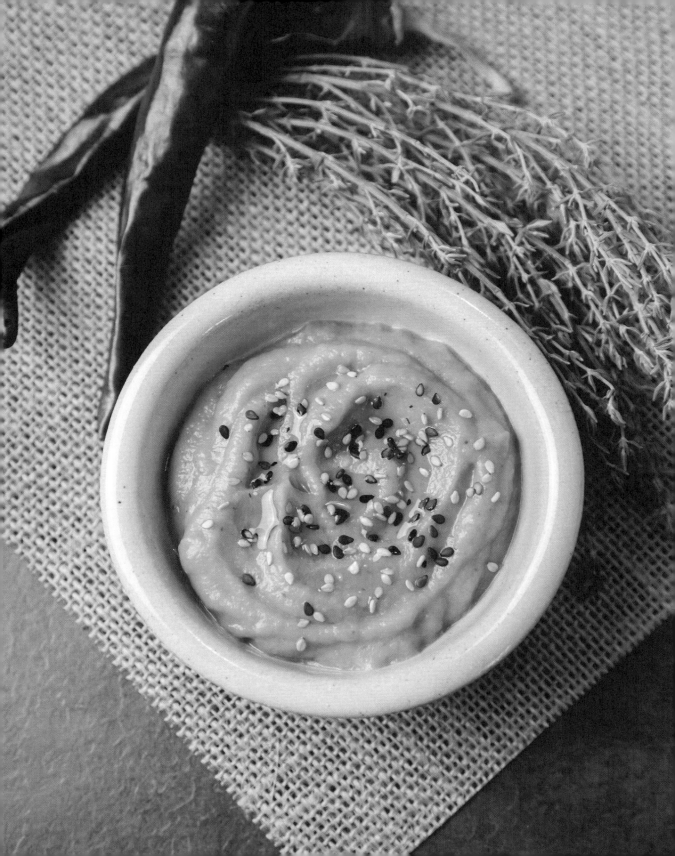

Bizcocho salado de aceitunas negras y tomates cherry

30 min
6 raciones

325 g de harina de almendras

100 g de tomates cherry

100 g de aceitunas negras sin
   hueso

4 huevos

60 ml de aceite de oliva

100 ml de leche de almendras

30 g de eritritol

1 cucharadita de polvo de hornear

sal al gusto

pimienta al gusto

¡Este bizcocho salado está buenísimo! Aprendí esta receta en casa de una amiga francesa que lo servía de aperitivo. Quise encontrar la forma de eliminar las harinas y hacer la versión keto. Si te gusta la mezcla de dulce y salado, te va a encantar.

1. Precalienta el horno a 190 °C.
2. En un bol grande, mezcla bien todos los ingredientes.
3. A continuación, vierte la mezcla en un molde para horno —yo he utilizado uno rectangular de silicona, de 20 cm— y hornea unos 20-30 minutos o hasta que al pinchar el centro con un cuchillo este salga limpio.

Los rellenos dan vida a estas recetas de bizcochos salados, así que no te cortes a la hora de añadir cualquier otro ingrediente que tengas en casa, como beicon o queso.

MACROS				
Receta entera:	2847,5 kcal	19,5 g de HC	279,8 g de grasas	93,1 g de proteínas
Por porción:	474,6 kcal	3,3 g de HC	46,6 g de grasas	15,5 g de proteínas

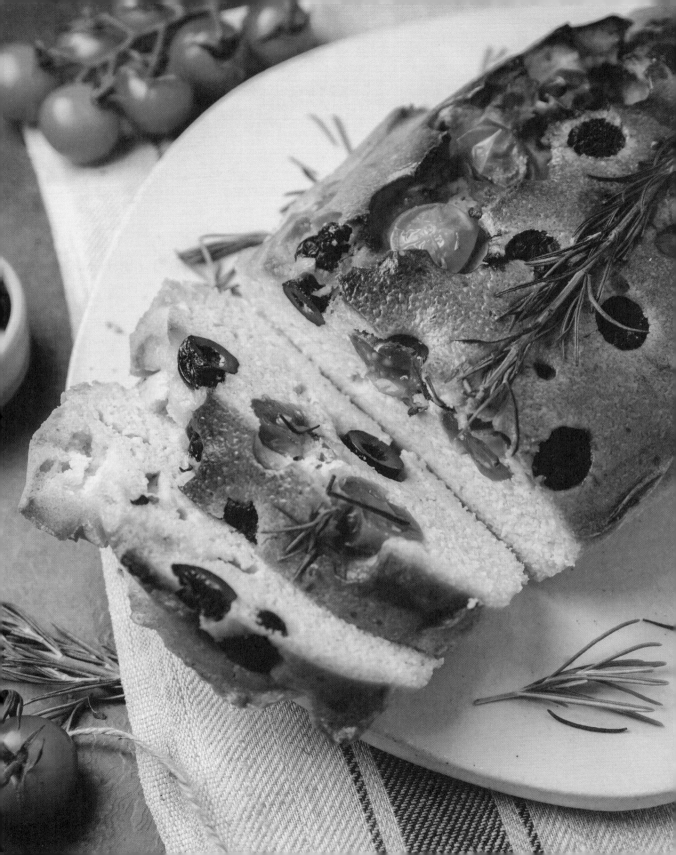

Blinis

5 min
20 pequeños blinis

35 g de harina de almendras

20 g de queso crema

1 huevo

10 ml de aceite de oliva

½ cucharadita de polvo
   de hornear

———

para servir: salmón y huevas al
   gusto

Cuando tengo invitados en casa, los blinis me solucionan muchos quebraderos de cabeza porque son muy versátiles y dan un toque muy elegante a los aperitivos. En la foto los he servido con salmón, pero siempre suelo hacer de dos sabores por si a alguien no le gusta este pescado.

1. En un procesador de alimentos, combina todos los ingredientes de la receta.
2. Calienta el aceite en una sartén a fuego medio.
3. Cuando el aceite esté ya caliente, vierte una cucharadita de la mezcla y cocina por ambos lados. Repite este paso hasta terminar con la masa.

Sirve con queso crema y salmón o huevas por encima. ¡Delicioso!

MACROS				
Receta entera:	422,5 kcal	3,1 g de HC	40,5 g de grasas	14,5 g de proteínas
Por porción:	21,1 kcal	0,2 g de HC	2,0 g de grasas	0,7 g de proteínas

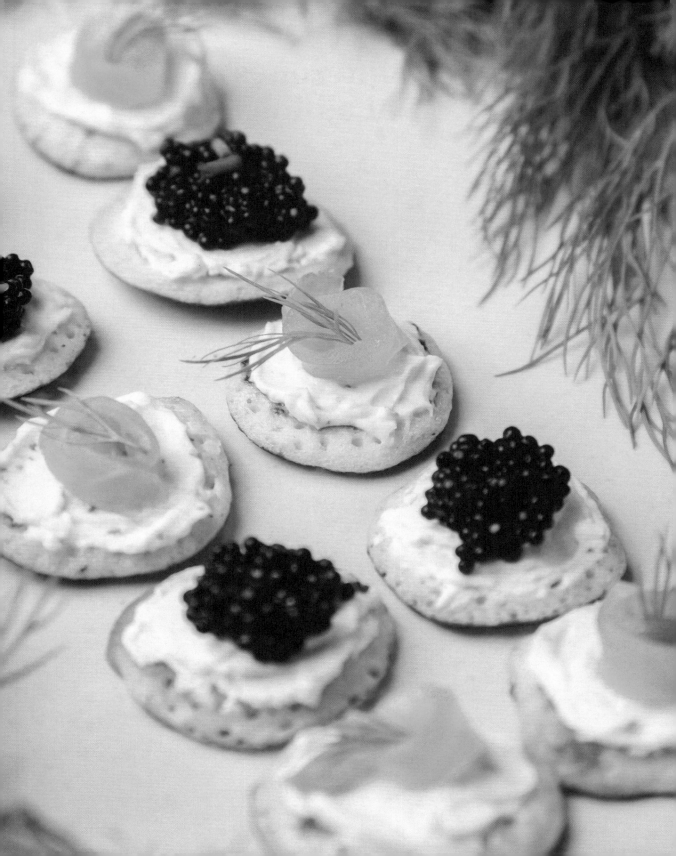

Boquerones al ajillo

5 min
2 raciones

500 g de boquerones frescos
5 dientes de ajo
120 g de aceite de oliva
1 guindilla
sal al gusto

Siendo del sur de España, no podía faltar en este libro una de mis tapas favoritas. Mi marido es inglés y no conocía esta versión. Cuando la probó con boquerones ¡le encantó! Y me confirma que incluso le gusta más que las gambas al ajillo.

1. Limpia los boquerones y quítales la cabeza y la tripa.
2. Corta los dientes de ajo en láminas con un cuchillo bien afilado.
3. Calienta el aceite de oliva junto con el ajo laminado y la guindilla en una sartén a fuego medio-alto.
4. Una vez que los ajos estén dorados, añade los boquerones y la sal. Cocina durante 5 minutos.
5. Sirve en una cazuela de barro pequeña.

Puedes pedirle al pescadero que te limpie él los boquerones para hacerlos al ajillo.

MACROS				
Receta entera:	1749,9 kcal	2,6 g de HC	144,2 g de grasas	101,9 g de proteínas
Por porción:	875 kcal	1,3 g de HC	72,1 g de grasas	50,9 g de proteínas

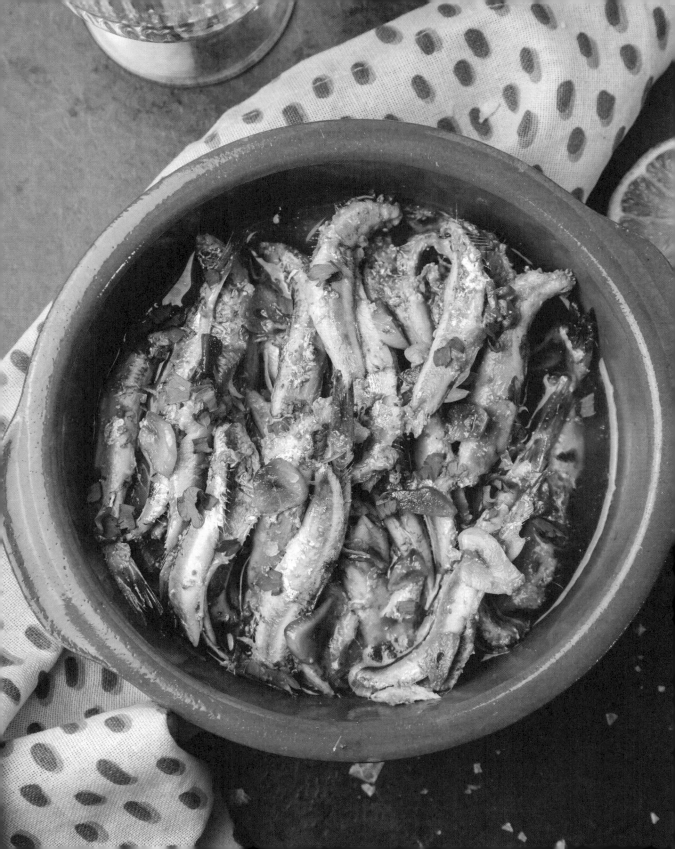

Burrata con tomatitos asados

20 min
1 plato para compartir
  4 personas

300 g de tomates cherry

35 ml de aceite de oliva

½ cucharadita de orégano

½ cucharadita de albahaca

sal al gusto

pimienta al gusto

1 bola de burrata

Si todavía no has hecho esta receta, ¡ya tardas! El jugo de los tomates y la burrata combinan a la perfección.

1. Precalienta el horno a 200 °C.
2. En un plato o bandeja para hornear, pon los tomates, el aceite, las especias, sal y pimienta.
3. Introduce en el horno y hornea durante 15 minutos.
4. Transcurrido este tiempo, retira del horno y coloca la bola de queso encima de los tomates asados.

Para darle el toque final, cubre con un hilo de aceite de oliva y esparce albahaca fresca por encima.

		MACROS		
Receta entera:	625 kcal	8,3 g de HC	59,3 g de grasas	9,2 g de proteínas
Por porción:	312,5 kcal	4,2 g de HC	29,7 g de grasas	4,6 g de proteínas

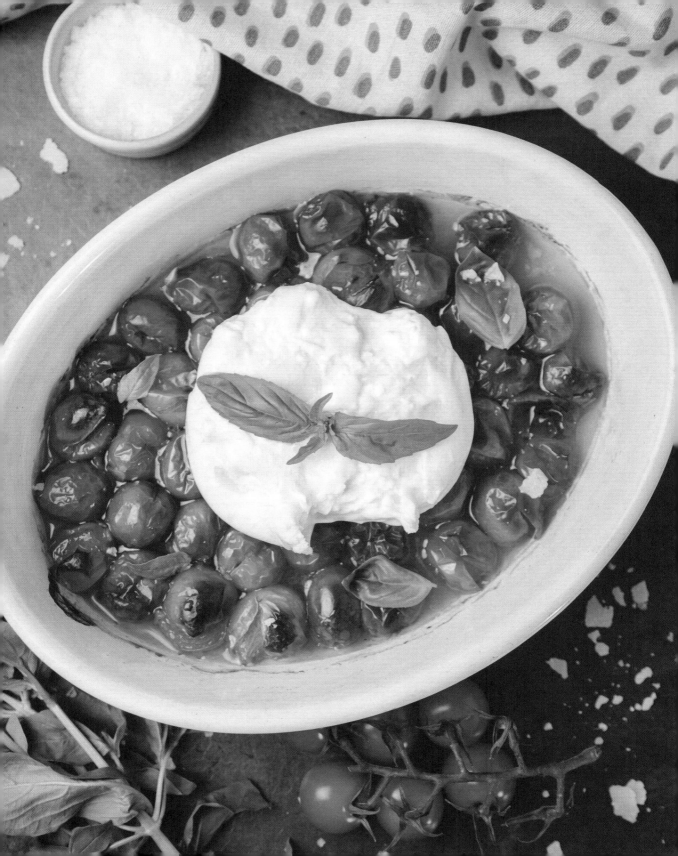

Croquetas de jamón, salmón y trufa

30 min
20 croquetas

para la masa

75 g de cebolla

15 ml de aceite de oliva

300 g de queso crema

100 ml de nata líquida

10 g de nuez moscada

sal al gusto

pimienta al gusto

para el relleno de jamón

200 g de jamón serrano

para el relleno de salmón

150 g de salmón

para el relleno de trufa

1 cucharadita de esencia de trufa

para el rebozado

1 huevo

150 g de harina de almendras

150 g de cortezas de cerdo
   (chicharrones)

Otra forma de rebozar las croquetas es con cualquier fruto seco rallado, como por ejemplo, avellanas o nueces.

Era imposible dejar fuera de este libro las croquetas: un plato de infancia y el aperitivo más famoso de nuestro país. Aquí las he convertido en una receta apta para la dieta keto.

1. Corta la cebolla en dados, muy finita, y fríela en una sartén con un poco de aceite.
2. Agrega el queso, la nata, la nuez moscada, la sal y la pimienta, y cocina durante unos minutos hasta combinarlo todo bien. Luego, añade el relleno que hayas elegido y sigue removiendo.
3. Retira la mezcla del fuego, viértela en una bandeja plana e introdúcela en la nevera hasta que esté fría. Cuanto más plana sea la bandeja, más rápido se enfriará.
4. Con una cuchara, coge un poco de masa, dale forma de croqueta y rebózala primero en la harina de almendras, luego en el huevo y, por último, en las cortezas, que habrás triturado con antelación.
5. Por último, fríe las croquetas en una sartén a fuego muy alto hasta que queden bien doradas.

MACROS de la masa:				
Receta entera:	1265 kcal	20,5 g de HC	122,1 g de grasas	17,8 g de proteínas
Por porción:	63,2 kcal	1 g de HC	6,1 g de grasas	0,8 g de proteínas
de jamón:				
Receta entera:	1626,5 kcal	20,5 g de HC	141,6 g de grasas	64,3 g de proteínas
Por porción:	81,3 kcal	1 g de HC	7 g de grasas	3,2 g de proteínas
de salmón:				
Receta entera:	1445 kcal	50,5 g de HC	141,6 g de grasas	47,8 g de proteínas
Por porción:	72,2 kcal	1,03 g de HC	7,08 g de grasas	2,3 g de proteínas
de trufa:				
Receta entera:	1277 kcal	20,8 g de HC	133,1 g de grasas	17,8 g de proteínas
Por porción:	63,9 kcal	1,1 g de HC	6,6 g de grasas	0,9 g de proteínas

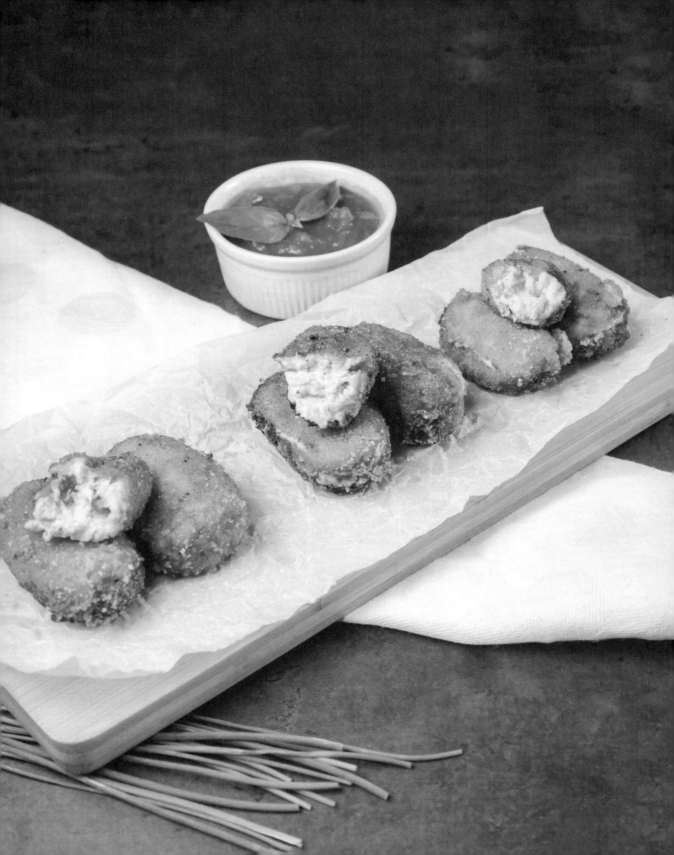

Dip de alcachofas y espinacas

10 min
4 raciones

200 g de corazones de alcachofa
   al natural
75 g de espinacas frescas
100 g de queso crema
30 ml de leche de almendras
½ cucharadita de ajo en polvo
50 g de queso mozzarella
sal al gusto
pimienta al gusto

Este dip siempre causa furor. Es una mezcla sencilla que se sirve muy a menudo en EE.UU., pero que, en cambio, no es muy conocida aquí. ¡Te aseguro que está buenísimo!

1. Precalienta el horno a 200 °C.
2. Trocea un poco las alcachofas y las espinacas, y, en un bol grande, combina bien todos los ingredientes.
3. A continuación, vierte la mezcla en un recipiente pequeño apto para hornear.
4. Introduce en el horno y hornea durante 4 minutos, hasta que se dore.

Acompaña este dip con las crackers de semillas de la p. 40.

MACROS				
Receta entera:	502,4 kcal	13,9 g de HC	40 g de grasas	19,6 g de proteínas
Por porción:	125,6 kcal	3,5 g de HC	10 g de grasas	4,9 g de proteínas

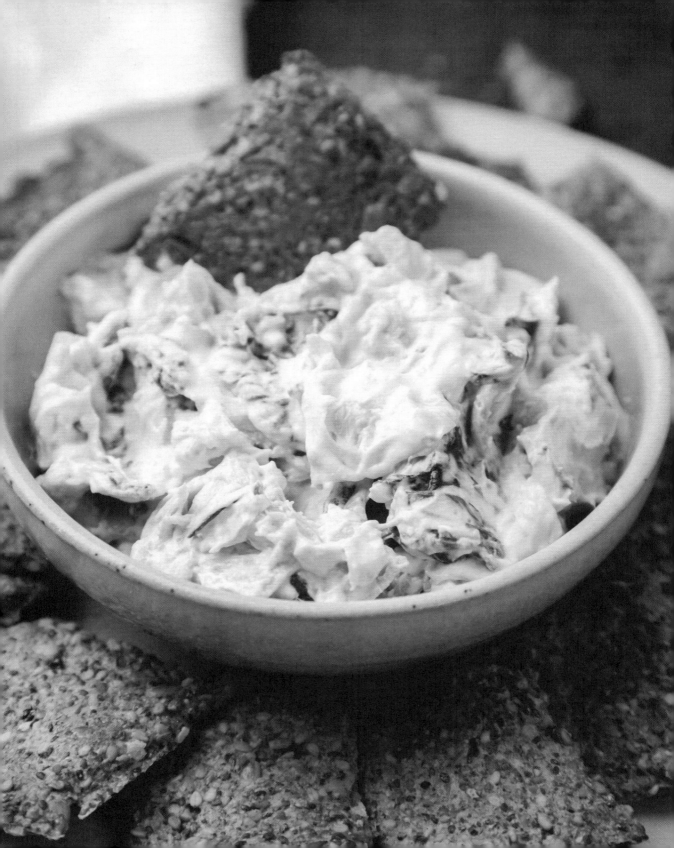

Espárragos empanados

20 min
2 raciones

75 g de queso parmesano

35 g de cortezas de cerdo
(chicharrones)

sal al gusto

pimienta al gusto

1 huevo

200 g de espárragos trigueros
finos

1 chorrito de aceite de oliva

Algunos días se hace difícil llegar a cubrir las grasas necesarias para seguir la dieta keto. Por esta razón, a veces conviene jugar con alimentos altos en grasas —como los quesos— y añadirlos a las verduras. Una de mis propuestas favoritas para lograrlo son los espárragos con queso. Una receta fantástica tanto de aperitivo como de acompañante.

1. Precalienta el horno a 220 °C.
2. En un plato hondo pon, por un lado, el parmesano y las cortezas de cerdo, todo rallado con antelación, y añade la sal y la pimienta.
3. Por otro lado, bate el huevo y reboza los espárragos: cógelos de uno en uno, mójalos en el huevo batido y luego rebózalos en la mezcla de queso y chicharrones.
4. Pon papel de hornear en una bandeja de horno, coloca los espárragos rebozados encima del papel y vierte un chorrito de aceite.
5. Hornea durante 15-20 minutos a 220 °C.

Sírvelos acompañados de una salsa fresquita de yogur y limón, por ejemplo.

		MACROS		
Receta entera:	670,4 kcal	4,9 g de HC	44,4 g de grasas	59,8 g de proteínas
Por porción:	335,2 kcal	2,4 g de HC	22,2 g de grasas	29,9 g de proteínas

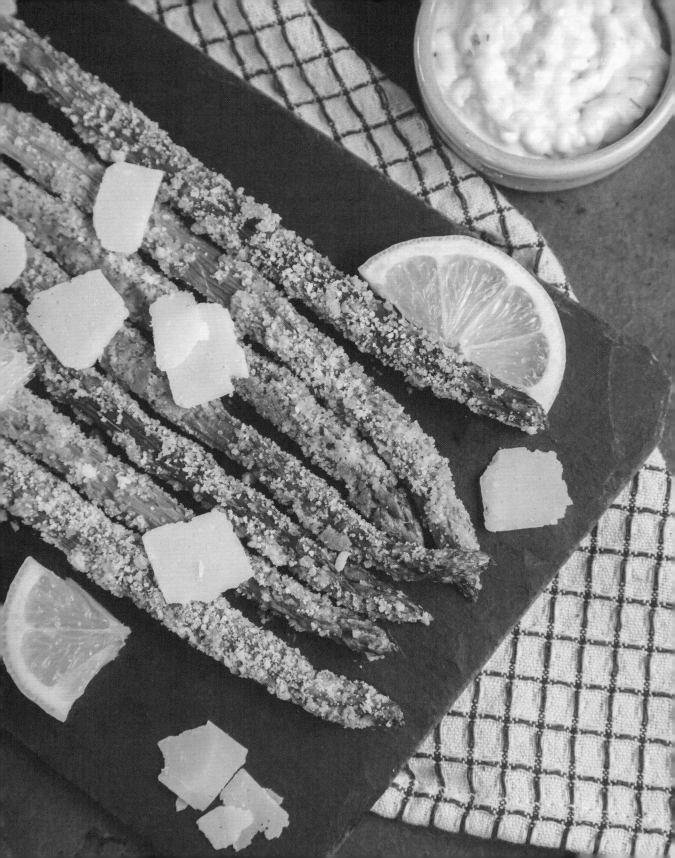

Flamenquines

15 min
5 rollitos

10 lonchas de jamón dulce

5 lonchas de queso edam

100 g de cortezas de cerdo
   (chicharrones)

1 huevo

100 g de harina de almendras

aceite para freír: la cantidad
   necesaria para rellenar una
   sartén pequeña

Si no sabes lo que son, te lo cuento muy rápido: una especie de sanjacobos enrollados. Esta receta me la pidió mi marido cuando iniciamos este estilo de vida, porque le gustan muchísimo.

1. En una superficie lisa, y por cada flamenquín, extiende dos lonchas de jamón dulce ligeramente superpuestas, coloca una loncha de queso encima y enróllalo procurando que el queso no sobresalga.
2. Pon las cortezas de cerdo en un procesador de alimentos y tritúralas.
3. Prepara tres platos hondos: en el primero bate el huevo, en el segundo vierte la harina de almendras y en el último pon las cortezas trituradas.
4. Ahora pasa cada rollito por la harina, el huevo y las cortezas, en este orden, cubriendo bien toda la superficie, sobre todo los extremos, para que el queso no se salga.
5. Por último, fríe los flamenquines en una sartén con aceite muy caliente.

Puedes rellenar los flamenquines con otros ingredientes: filetes de lomo de cerdo o jamón serrano, por ejemplo.

MACROS				
Receta entera:	1609 kcal	5,9 g de HC	118 g de grasas	140,7 g de proteínas
Por ración:	321,8 kcal	1,1 g de HC	23,6 g de grasas	28,1 g de proteínas

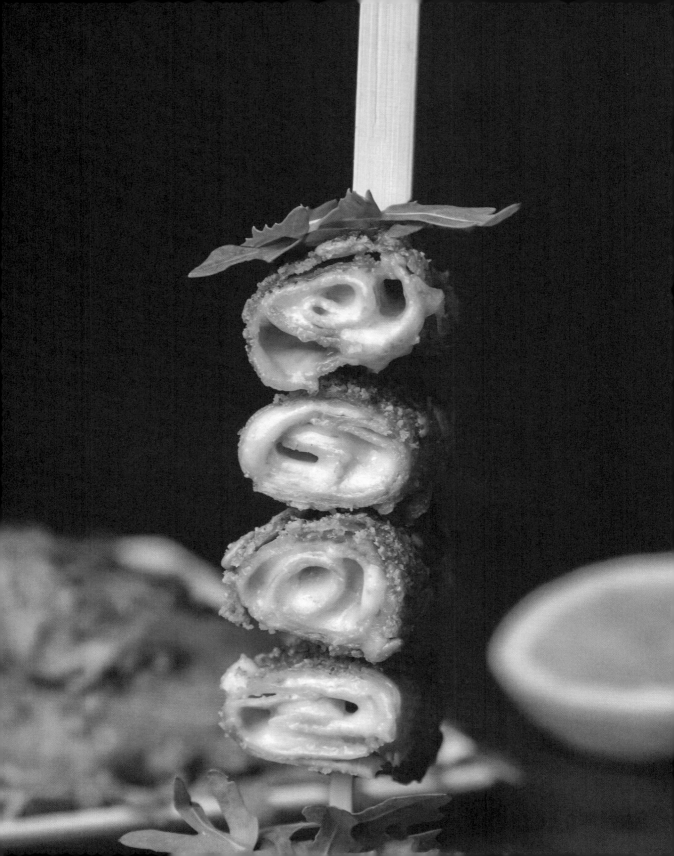

Focaccia

60 min
9 porciones

ingredientes para elaborar
 la receta del pan casero
 (ver p. 46)
100 g de tomates cherry
100 g de aceitunas negras
romero al gusto

La focaccia es una especie de pan plano cubierto con hierbas. Se trata de un plato tradicional de la cocina italiana y es perfecto para compartir con amigos junto a una tabla de quesos y embutidos.

1. Prepara la masa del pan (puntos 1-5 «Pan casero» p. 46) y déjala reposar 20 minutos en un recipiente cuadrado adecuado para horno.
2. Precalienta el horno a 180 °C.
3. Añade ahora los tomates y las aceitunas, y húndelos un poco en la masa.
4. Hornea durante 45 minutos.

Si ha sobrado focaccia después del aperitivo, puedes congelarla en rodajas y tostarla cuando la necesites.

MACROS				
Receta entera:	1142,7 kcal	10,5 g de HC	6,4 g de grasas	98 g de proteínas
Por porción:	127 kcal	1,2 g de HC	8,5 g de grasas	10,9 g de proteínas

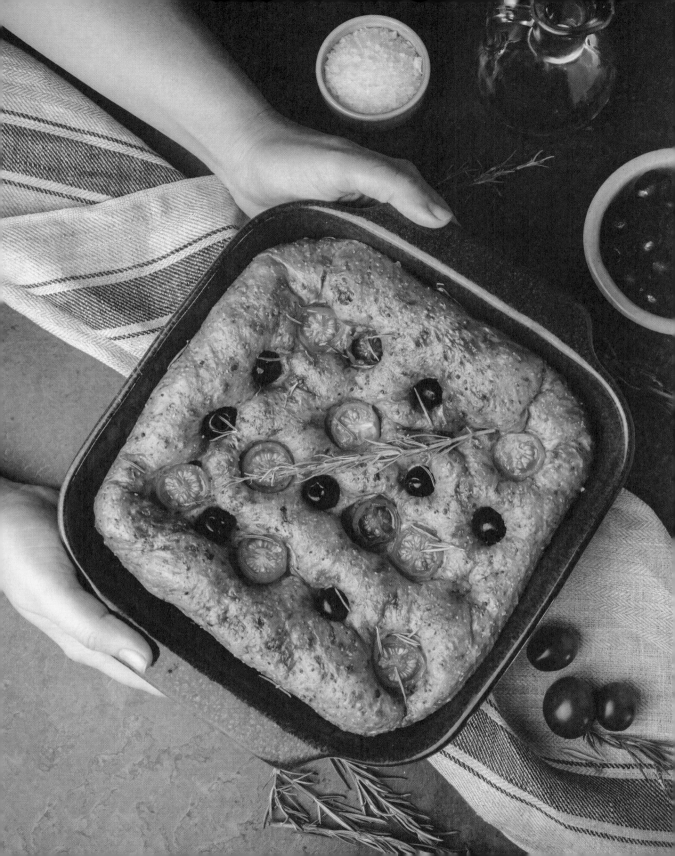

Gambas al ajillo

5 min
2 raciones

5 dientes de ajo
120 ml de aceite de oliva
1 guindilla
450 g de gambas frescas
sal al gusto

A veces nos complicamos mucho a la hora de preparar aperitivos, pero algo tan simple como unas gambas al ajillo es siempre un éxito asegurado. ¡Siempre hay pelea por ver quién se come la última! Esta receta es muy baja en carbohidratos y alta en grasas: ¡perfecta para nuestro estilo de alimentación!

1. Corta los dientes de ajo en láminas finitas.
2. Calienta el aceite de oliva junto con la guindilla y los dientes de ajo laminados en una sartén a fuego medio-alto.
3. Una vez que los ajos estén dorados, añade las gambas previamente peladas y la sal. Cocina durante 3 minutos.

Esta receta suele prepararse con gambas peladas, aunque, si dejas la cabeza de las gambas, queda más sabrosa. Eso sí, es un poco más incómodo a la hora de comer.

MACROS				
Receta entera:	1482 kcal	1 g de HC	128,1 g de grasas	81,2 g de proteínas
Por ración:	741 kcal	0,5 g de HC	64,1 g de grasas	40,6 g de proteínas

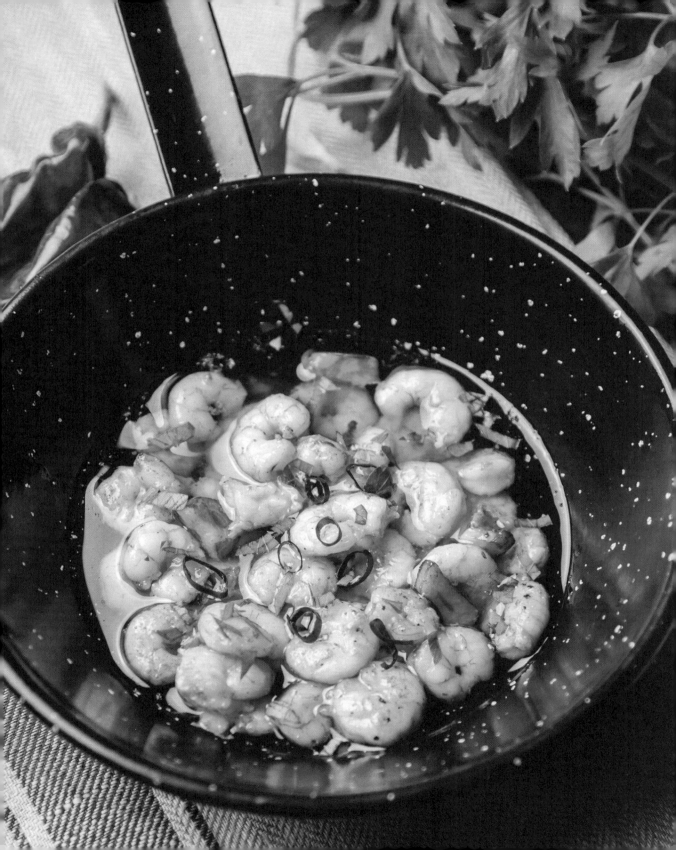

Gazpacho

5 min
4 raciones

375 g de tomates maduros
100 g de pimiento verde
100 g de pepino
20 g de cebolla
1 diente de ajo
60 ml de aceite de oliva
20 ml de vinagre
sal al gusto

La bebida del verano. De mayo a septiembre, no falta nunca en mi nevera. He intentado equilibrar los ingredientes para que esta receta sea lo más baja en carbohidratos posible, pero que esté llena de sabor.

1. Pon todos los ingredientes en un procesador de alimentos y tritúralos hasta obtener una textura espesa pero ligera.
2. Sirve el gazpacho en vasitos y decóralo con taquitos de pimiento verde y rojo.
3. Añade un chorrito de aceite de oliva por encima como toque final.

La piel del pepino puede dar cierto sabor amargo a la elaboración y a algunas personas les sienta mal. Pélalo para evitarlo.

MACROS				
Receta entera:	649 kcal	14,7 g de HC	60,5 g de grasas	3,8 g de proteínas
Por porción:	162,2 kcal	3,7 g de HC	15,1 g de grasas	0,9 g de proteínas

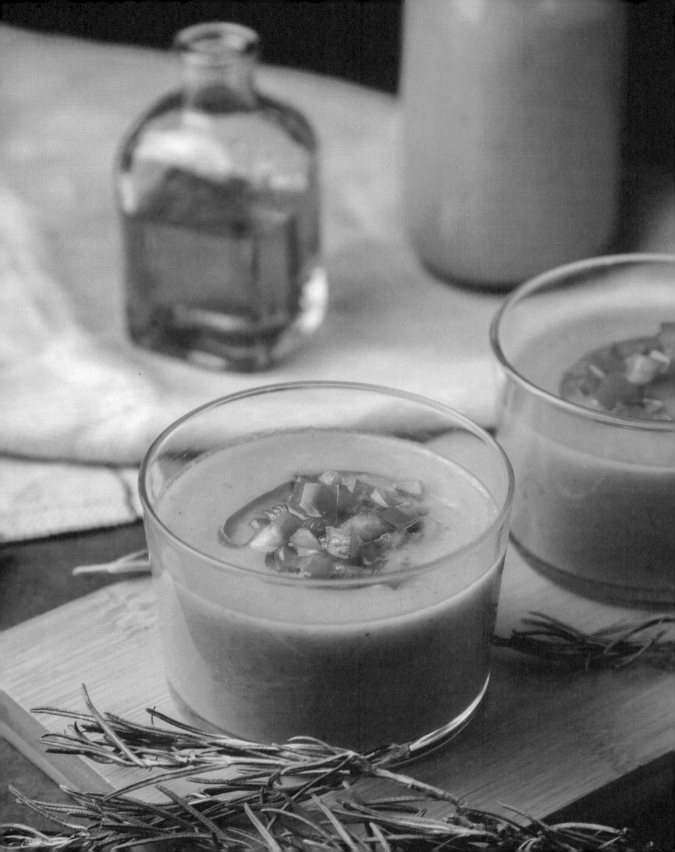

Hummus de coliflor

5 min
3 raciones

200 g de coliflor

1 cucharadita de comino

sal al gusto

pimienta al gusto

25 ml de tahini

25 ml de aceite de oliva

1 diente de ajo

zumo de ½ limón

pimentón dulce

Los garbanzos son un pelín altos en carbohidratos y, además, me inflaman. Por eso, cuando tengo antojo de hummus, suelo coger verduras asadas y triturarlas con tahini para hacer un dip. En esta receta te enseño a prepararlo con coliflor.

1. Precalienta el horno a 200 °C.
2. Corta la coliflor en ramilletes.
3. Añade en un bol la coliflor cortada, el comino, un chorrito de aceite, la sal y la pimienta, y mezcla bien.
4. A continuación, viértelo en una bandeja de horno y deja que se ase durante 20-25 minutos.
5. Una vez que esté blandita, pon la coliflor, el tahini, el aceite, el ajo y el zumo de limón en un procesador de alimentos, y tritúralo todo junto.
6. Sirve en un bol con un poco de pimentón dulce y aceite por encima.

Puedes elaborar esta receta con otras verduras. Sustituye la misma cantidad de coliflor por pimientos asados, brócoli o col.

MACROS				
Receta entera:	440,5 kcal	8,2 g de HC	38,9 g de grasas	10,2 g de proteínas
Por porción:	146,8 kcal	2,7 g de HC	13 g de grasas	3,4 g de proteínas

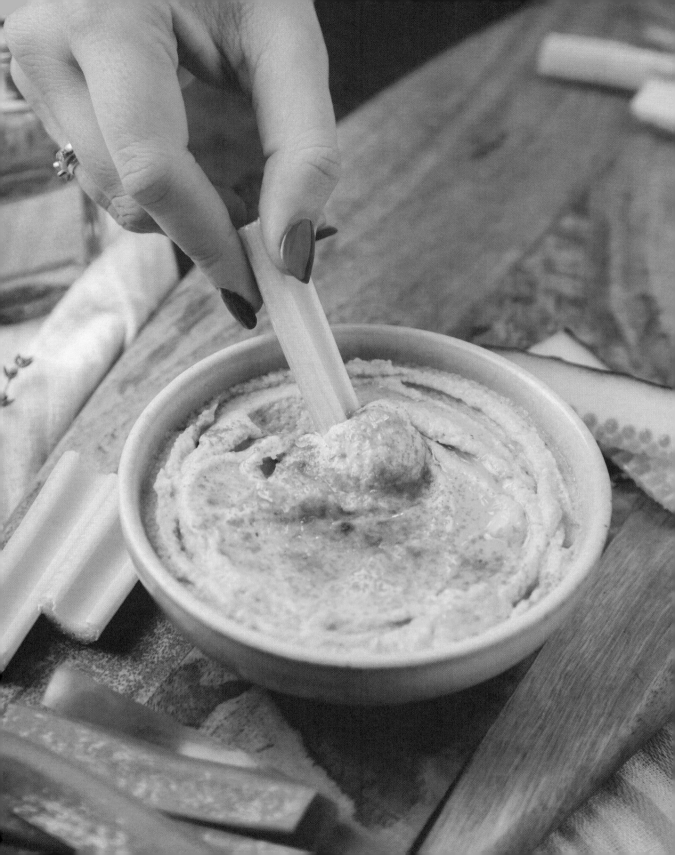

Julianas de pollo

15 min

2 raciones

15 g de harina de coco

30 g de queso parmesano

orégano al gusto

sal al gusto

pimienta al gusto

350 g de pechuga de pollo
 en filetes

30 ml de aceite de oliva

Quiero enseñarte otra forma de empanar carne para hacer al horno: con harina de coco y queso parmesano. Esta receta les gusta incluso a mis sobrinos, que ni se enteran de que no lleve ni una migaja de pan.

1. Precalienta el horno a 200 °C.
2. Mezcla en un bol la harina de coco, el queso parmesano rallado con antelación, el orégano, la sal y la pimienta.
3. Corta el pollo en tiras de 8-10 cm de largo.
4. Añade en otro recipiente el pollo, el aceite y todos los ingredientes secos que has mezclado antes. Combina con las manos hasta que el pollo quede bien rebozado.
5. Coloca las tiras de pollo rebozadas en una bandeja, introduce en el horno y enciende el grill durante 10 minutos.

Me encanta este plato junto con un poco de salsa de tomate en un bol para que los invitados puedan mojar.

MACROS				
Receta entera:	1279,9 kcal	3,5 g de HC	89,7 g de grasas	107,3 g de proteínas
Por porción:	639,9 kcal	1,7 g de HC	44,8 g de grasas	53,6 g de proteínas

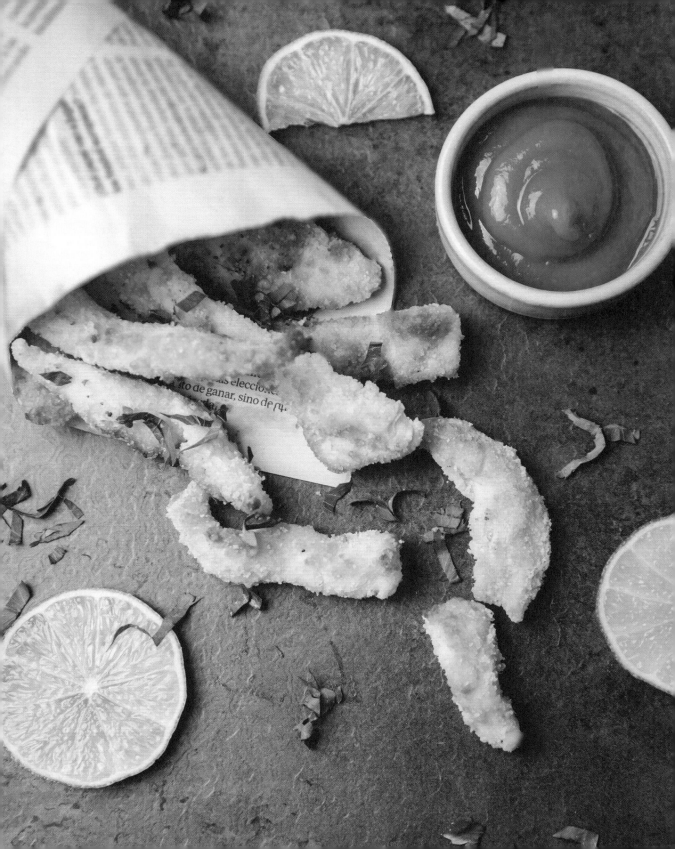

Minibikinis de calabacín

10 min
16 minibikinis

150 g de calabacín
80 g de jamón dulce en lonchas
80 g de queso en lonchas
1 huevo
100 ml de aceite de oliva

¡Una forma divertida de comer bikinis sin pan! El queso se funde y la parte de fuera queda crujiente. ¡Se me hace la boca agua solo de pensarlo!

1. Con la ayuda de un pelador de verduras o mandolina, corta el calabacín en tiras finas.
2. Para preparar cada minibikini, coloca dos tiras de calabacín formando una cruz, rellena el centro con una loncha de jamón y otra de queso, y ciérralo con el resto de las tiras de calabacín formando una especie de saquito.
3. Bate el huevo en un cuenco y moja cada saquito en él.
4. Calienta el aceite de oliva en una sartén a fuego medio y fríe por ambos lados cada saquito hasta que se dore.
5. A la hora de servir, corta los saquitos por la mitad para que queden en forma de minibikinis.

Puedes rellenar los minibikinis con cualquier otro embutido que te apetezca.

	MACROS			
Receta entera:	591,5 kcal	4,9 g de HC	43,8 g de grasas	3,7 g de proteínas
Por porción:	73,9 kcal	0,6 g de HC	5,5 g de grasas	0,5 g de proteínas

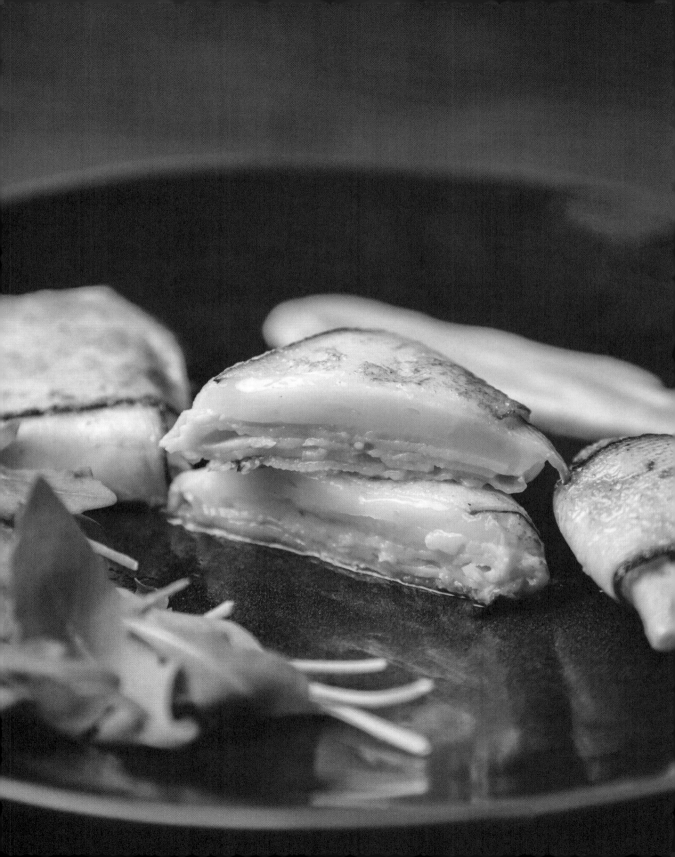

Miniempanadillas de atún y tomate

25 min
20 miniempanadillas

ingredientes de la receta «Masa de empanada» (ver p. 42)

ingredientes de la receta «Salsa de tomate» (ver p. 202)

100 g de atún en lata

sal al gusto

1 huevo

No sé si es porque es muy fácil de cocinar o porque es mi relleno favorito, pero yo tenía que añadir esta receta al libro. Como anécdota, os diré que no soy la única obsesionada con este relleno: mi madre le prepara todos los años a mi marido una empanada de atún y tomate como «tarta salada de cumpleaños».

1. Precalienta el horno a 180 °C.
2. Sigue las instrucciones para preparar la masa de empanada (ver receta p. 42).
3. Sigue las instrucciones para preparar la salsa de tomate (ver receta p. 202).
4. Extiende la masa de empanada y córtala en círculos.
5. Combina el atún con la salsa de tomate y la sal en un bol.
6. Añade un poco de la mezcla de atún en el centro de cada círculo de masa y, a continuación, ciérralos. Coloca las empanadillas en una bandeja de horno.
7. Bate el huevo en un plato hondo y pincela la parte superior de cada empanadilla con él.
8. Hornea 15 minutos.

Es importante cerrar bien las empanadillas para que no se abran. Para ello, humedece los bordes con un poco de agua y séllalos aplastándolos con un tenedor.

MACROS				
Receta entera:	1894,8 kcal	21,4 g de HC	147,5 g de grasas	128,6 g de proteínas
Por ración:	94,7 kcal	1,1 g de HC	7,4 g de grasas	6,4 g de proteínas

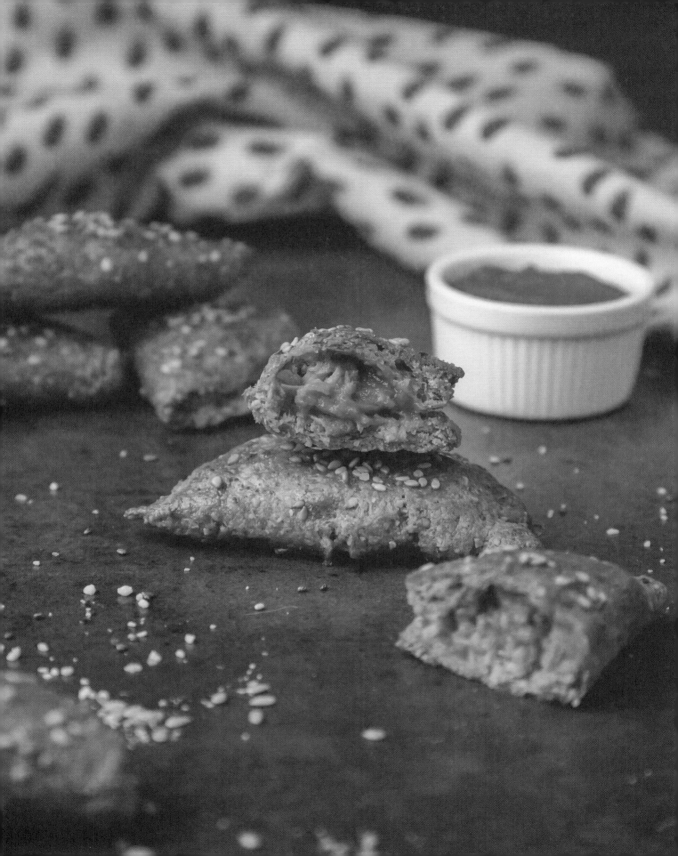

Paté
de aceitunas

5 min
4 raciones

40 g de anchoas en lata

1 diente de ajo pequeño

150 g de aceitunas negras

50 g de alcaparras

10 ml de zumo de limón

40 ml de aceite de oliva

El paté de aceitunas combina a la perfección con aperitivos que lleven pescado, y untado en blinis o crackers.

1. Tritura las anchoas, el diente de ajo, las aceitunas, las alcaparras y el limón en un procesador de alimentos.
2. Mientras el procesador esté triturando, vierte el aceite de oliva poco a poco para emulsionar el paté.
3. Sirve en un bol pequeño o tarro.

En vez de emplear el procesador de alimentos, puedes triturar las aceitunas y las alcaparras en un mortero si te gusta que el paté tenga trocitos.

MACROS				
Receta entera:	717 kcal	5,3 g de HC	70,7 g de grasas	12,9 g de proteínas
Por porción:	179,2 kcal	1,3 g de HC	17,7 g de grasas	3,2 g de proteínas

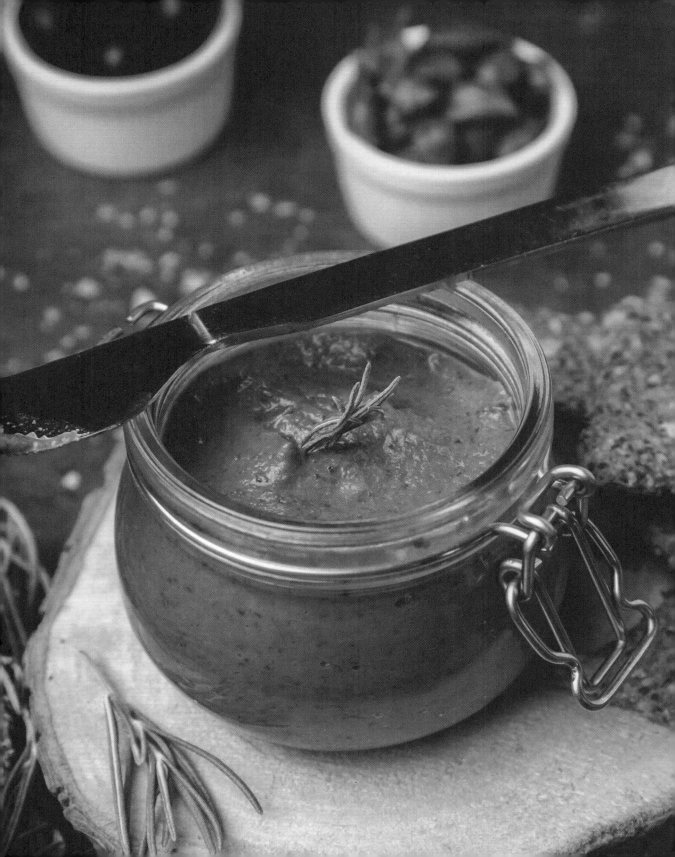

Queso feta asado

15 min
1 queso para 4 personas

150 g de queso feta
300 g de encurtidos (aceitunas
    verdes, aceitunas negras,
    cebolletas, pepinillos...)
½ cucharadita de orégano
½ cucharadita de tomillo
½ cucharadita de eneldo
sal al gusto
pimienta al gusto
25 ml de aceite de oliva

Hace relativamente poco se puso de moda asar queso feta y comerlo con pasta, pero debo decir que ¡yo ya llevaba años tomándolo como aperitivo! Si no lo has probado todavía, te lo aconsejo fervientemente porque queda muy cremoso y combina de maravilla con encurtidos.

1. Precalienta el horno a 220 °C.
2. Coloca el queso feta en medio de un plato o bandeja para horno y rodéalo con los encurtidos.
3. Espolvorea por encima las especias, la sal y la pimienta, y vierte también por encima el aceite de oliva.
4. Hornea durante 10 minutos.
5. Sirve el queso cortado en daditos.

En vez de combinarlo con encurtidos, pruébalo con tomatitos cherry. ¡Te encantará!

MACROS				
Receta entera:	1183,5 kcal	1,5 g de HC	117,1 g de grasas	27,3 g de proteínas
Por porción:	295,8 kcal	0,3 g de HC	29,2 g de grasas	6,8 g de proteínas

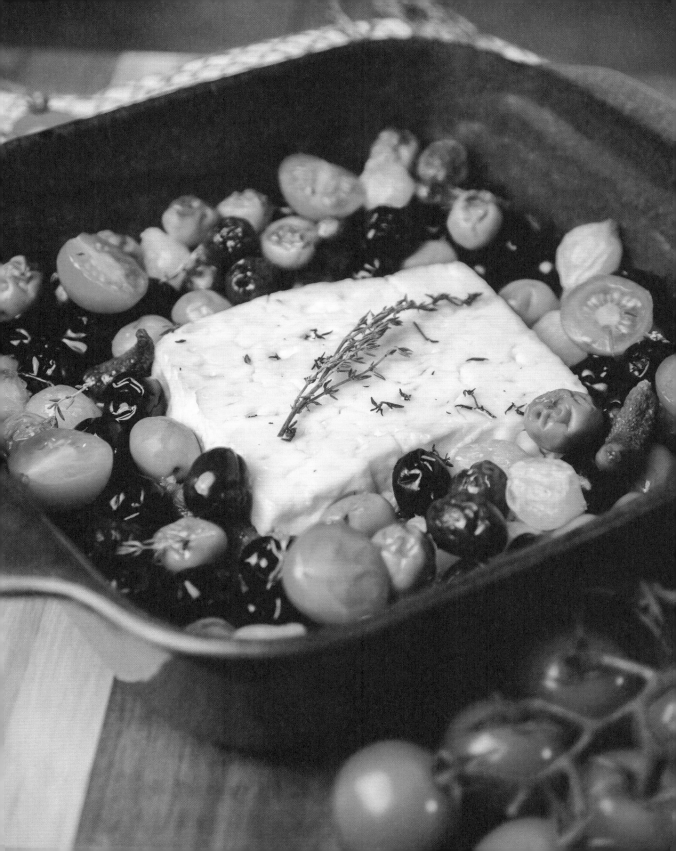

Rollitos de berenjena, queso de cabra y pesto

20 min
3 o 4 rollitos

1 berenjena de 350 g aprox.
15 ml de aceite de oliva
75 g de queso de cabra
ingredientes de la receta «Pesto»
(ver p. 196)

Soy muy práctica con el tiempo que tengo disponible y, aunque me encanta cocinar, no me gusta estar todo el día metida en la cocina. Por eso, los domingos suelo preparar verduras asadas para tenerlas disponibles en la nevera. Con esta receta quiero demostrarte que las verduras no son solo acompañamientos, sino que también pueden servirse de aperitivo.

1. Corta la berenjena a lo largo en lonchas finas.
2. Rocía con sal las lonchas de berenjena por las dos caras y luego déjalas en un recipiente amplio durante 10 minutos para que suden el amargor. Pasado este tiempo, enjuágalas con agua y sécalas bien con papel de cocina.
3. Precalienta el horno a 200 °C.
4. Pon a calentar una sartén con aceite y cocina las lonchas de berenjena por ambos lados hasta que estén hechas.
5. Para preparar cada rollito, coloca una loncha de berenjena sobre una superficie plana y esparce queso de cabra por encima, bien repartido. A continuación, enrolla la loncha y ponla en una bandeja de horno. Repite el mismo proceso para hacer todos los rollitos.
6. Hornea durante 5 minutos, hasta que el queso de cabra se derrita.
7. Prepara el pesto según la receta de la p. 196.
8. Saca los rollitos de berenjena del horno y cúbrelos con el pesto.

> A la hora de servir, puedes añadir unas hojas de albahaca troceadas por encima para darle frescor a la receta.

MACROS				
Receta entera:	525,8 kcal	12,3 g de HC	40,3 g de grasas	22,7 g de proteínas
Por porción:	175,3 kcal	4,1 g de HC	13,4 g de grasas	7,6 g de proteínas

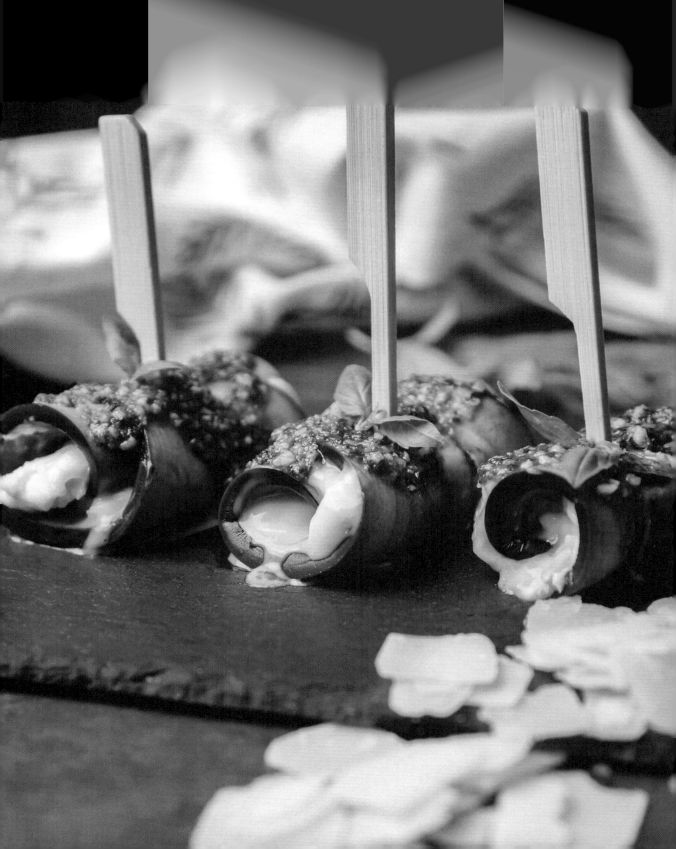

Salmorejo

15 min + 30 min de reposo
3 raciones

1 huevo
500 g de tomate pera
½ diente de ajo
10 ml de vinagre de Jerez
sal al gusto
50 ml de aceite de oliva

———

dados de jamón serrano y huevo
   duro para acompañar, al gusto

La estrella del verano en todas las casas. Esta receta es igual de espesa que la original, pero sin pan. ¿Milagro? No, un huevo.

1. Pon agua a calentar en un cazo hasta que entre en ebullición. Añade el huevo y deja que se cueza durante 11 minutos. Una vez cocido, sácalo del agua, espera a que se enfríe un poco y quítale la cáscara.
2. Introduce en el vaso de una batidora el huevo cocido, los tomates pera, el ajo, el vinagre y la sal, y tritúralo todo junto a máxima potencia.
3. Con la batidora en marcha, vierte el aceite de oliva poco a poco para emulsionar la mezcla.
4. Deja reposar en la nevera al menos 30 minutos, para que espese.
5. Sirve en vasos o boles, y con daditos de jamón serrano y huevo cocido por encima.

El tipo de aceite que emplees es relevante porque cambia por completo el sabor de este plato. Te recomiendo que uses un aceite de oliva virgen extra de calidad.

Si tienes la opción, mejor escoge tomates tipo pera o rama muy maduros para hacer esta elaboración.

MACROS

Receta entera:	634,9 kcal	14 g de HC	56 g de grasas	9,1 g de proteínas
Por ración:	211,6 kcal	4,7 g de HC	18,7 g de grasas	3 g de proteínas

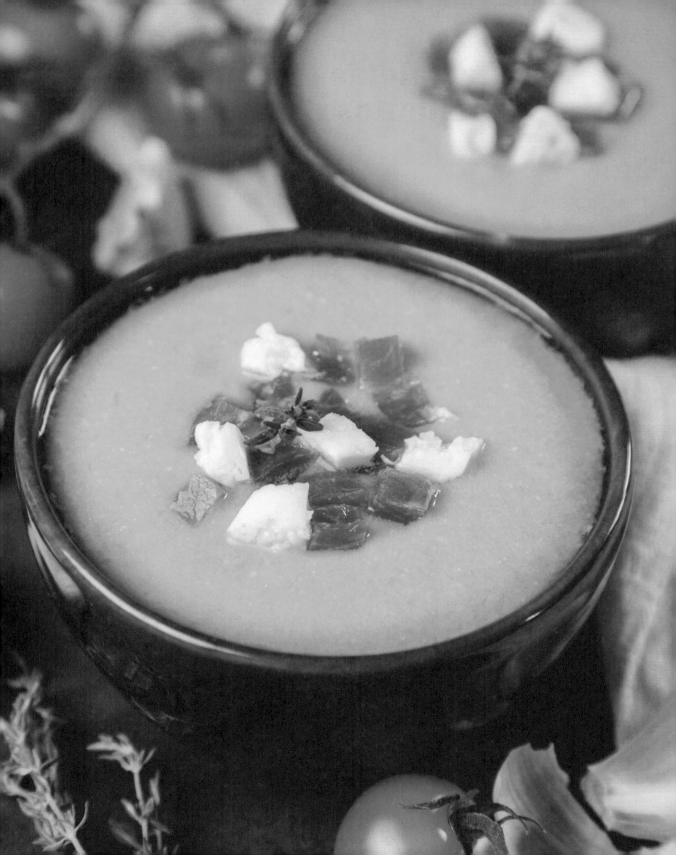

Tartaletas de queso y pimientos del piquillo

15 min
4 tartaletas

ingredientes de la receta
  «Tartaletas» (ver p. 48)
200 g de queso crema
10 g de orégano
10 g de tomillo
sal al gusto
pimienta al gusto
75 g de pimientos del piquillo

El relleno de queso y pimientos del piquillo es uno de mis favoritos para las tartaletas saladas.

1. Sigue las instrucciones para preparar las tartaletas (ver receta p. 48)
2. Combina el queso, el orégano, el tomillo, la sal y la pimienta en un bol.
3. Corta los pimientos del piquillo en tiras finas.
4. Una vez que las tartaletas se hayan enfriado, rellénalas con la mezcla de queso y especias, y decóralas con las tiras de pimientos del piquillo por encima.

Sirve de inmediato porque la masa de las tartaletas se reblandece enseguida con el queso crema.

	MACROS			
Receta entera:	1884,5 kcal	17,9 g de HC	186,2 g de grasas	47,2 g de proteínas
Por ración:	157 kcal	1,5 g de HC	15,5 g de grasas	3,9 g de proteínas

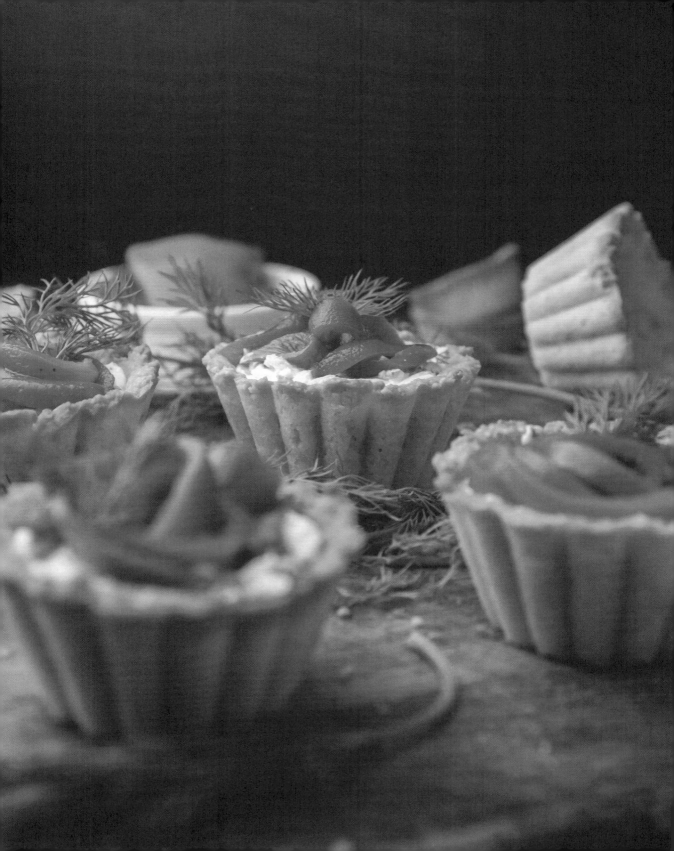

Tortilla española

35 min
2 raciones

140 g de coliflor

100 g de calabacín

50 g de berenjena

2 huevos

30 ml de aceite de oliva

sal al gusto

Las patatas no son el ingrediente estrella de la tortilla: es el huevo. Por esta razón, y para evitar los carbohidratos, voy a enseñarte a preparar, con varias verduras, una receta que te encantará.

1. Corta las verduras y cocínalas al vapor durante 25 minutos.
2. Bate en un bol los huevos, añade las verduras cocidas y la sal, y combina.
3. Calienta el aceite de oliva en una sartén a fuego alto y vuelca sobre ella la mezcla.
4. Por último, cocina por un lado durante unos 4 minutos y luego dale la vuelta con un plato. Cuece 4 minutos más o hasta que esté bien dorada.

También puedes cocinar las verduras cortadas al horno durante 35 minutos o hervirlas 20 minutos, que quedan aún mejor.

Asegúrate de que el plato que uses para darle la vuelta a la tortilla sea más grande que la sartén para que te resulte más fácil.

MACROS				
Receta entera:	494,5 kcal	9,7 g de HC	41,7 g de grasas	17,4 g de proteínas
Por ración:	247,3 kcal	4,8 g de HC	20,9 g de grasas	8,7 g de proteínas

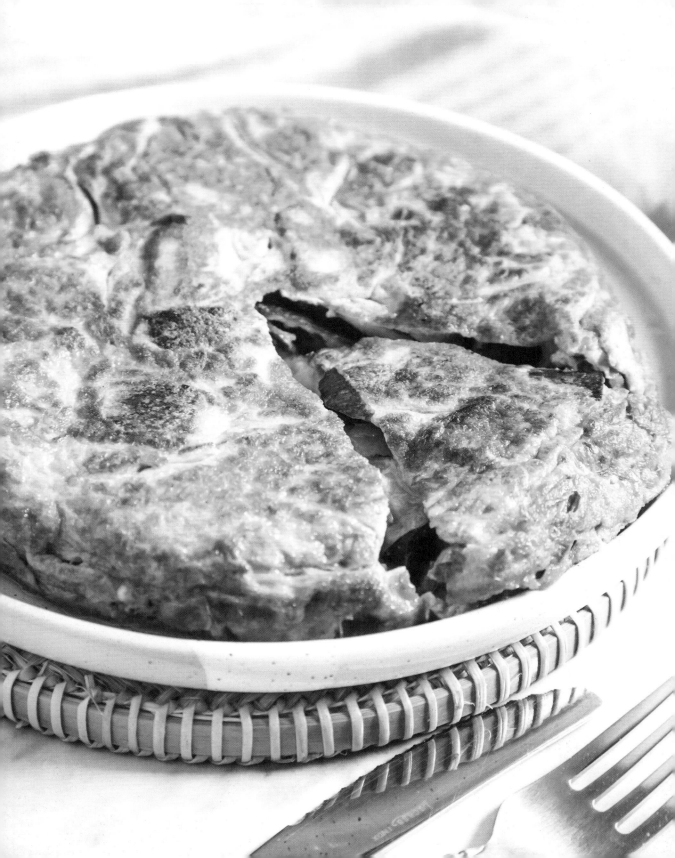

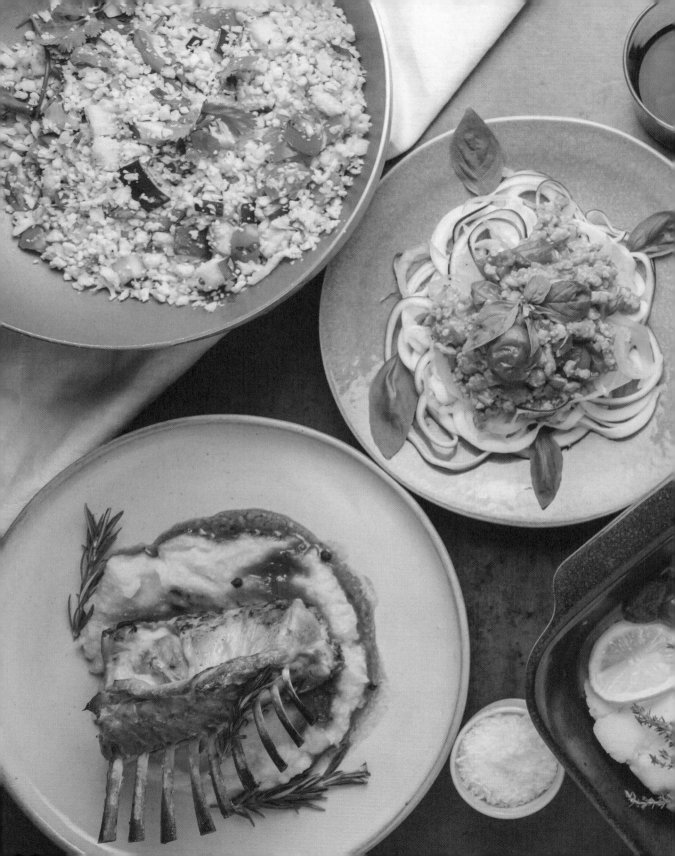

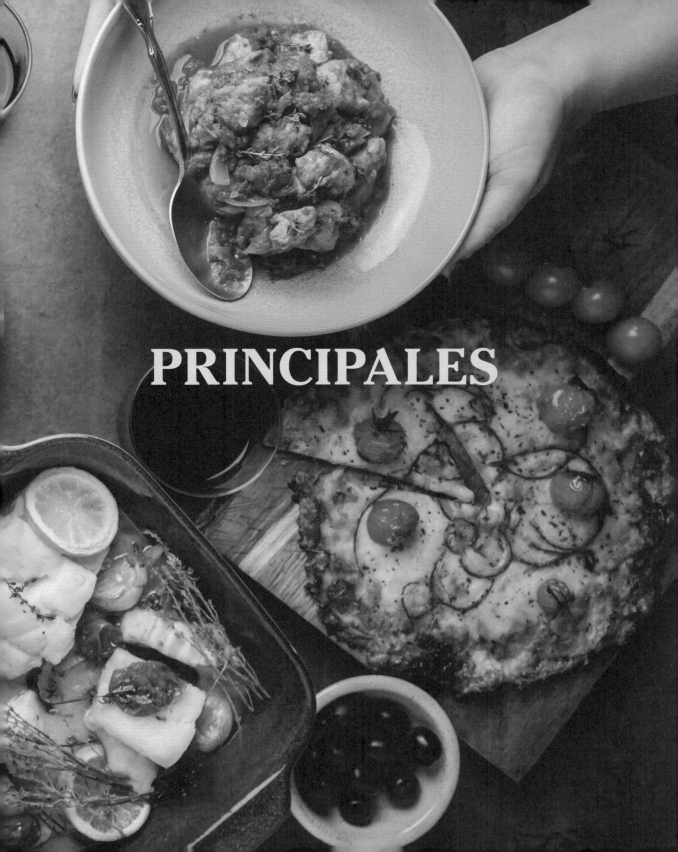

PRINCIPALES

Aguacate braseado con rúcula, pimiento rojo, melocotón y vinagreta de manzana

15 min
2 raciones

2 aguacates
35 g de cebolla
25 g de melocotón
50 g de pimiento rojo
10 ml de aceite de oliva
100 g de rúcula
lascas de queso parmesano
   al gusto

ingredientes para la vinagreta

30 ml de aceite de oliva
10 ml de vinagre balsámico
10 g de mostaza de Dijon
sal al gusto
pimienta al gusto
unas gotitas de edulcorante
   líquido

Tuve la inspiración para crear esta receta tras comer un plato muy parecido en uno de los restaurantes de moda de Madrid. Me gustó tanto que lo adapté a la keto y mantuve un poco de melocotón, que es lo que le da el toque tan especial.

1. Pon a calentar a fuego alto una sartén tipo parrilla.
2. Pela los aguacates, córtalos por la mitad y pincélalos con un poco de aceite. Una vez que la sartén esté caliente, añade los aguacates y cocínalos 2 minutos por cada lado. Reserva.
3. Trocea la cebolla finita y mézclala con el aceite. A continuación, ponla en un bol, introdúcela en el microondas y cocínala 5 minutos a máxima potencia. Pasado este tiempo, remueve el interior del bol y sigue cocinándola a intervalos de 30 segundos hasta que quede crujiente.
4. Corta el melocotón y el pimiento rojo en dados pequeños.
5. Para preparar la vinagreta, mezcla bien el aceite, el vinagre balsámico, la mostaza, la sal, la pimienta y unas gotitas de edulcorante.
6. A la hora de servir, coloca en un plato hondo los aguacates y dentro del hueco de los huesos añade el melocotón, la rúcula, el pimiento rojo y la cebolla crujiente; para el toque final, riega con la vinagreta y decora con lascas de parmesano.

> Si lo prefieres, puedes sofreír la cebolla en una sartén con abundante aceite en vez de usar el microondas.

MACROS				
Receta entera:	821 kcal	10 g de CH	78,1 g de grasas	9,8 g de proteínas
Por porción:	410,5 kcal	5 g de CH	39,1 g de grasas	4,9 g de proteínas

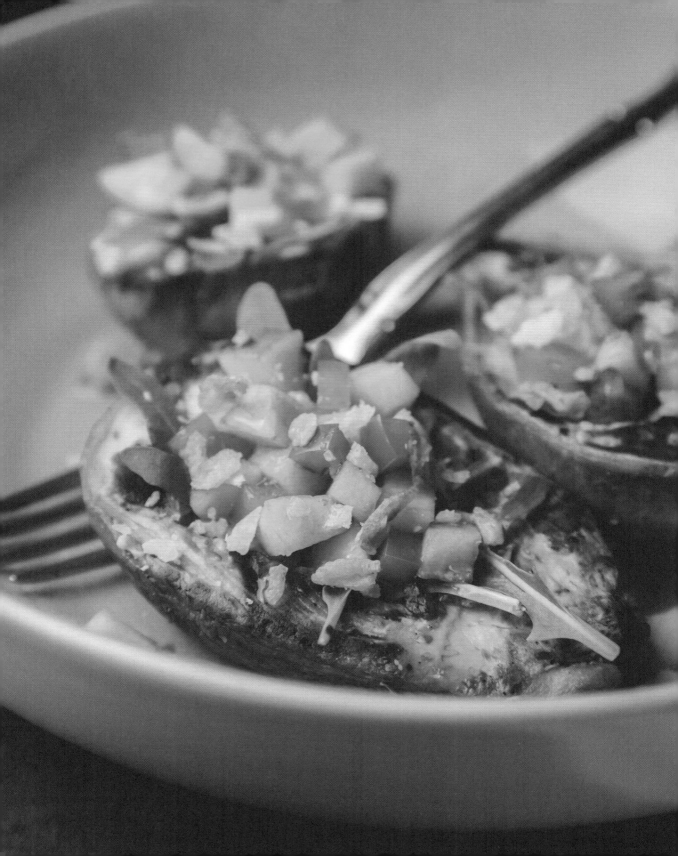

Albóndigas de pollo en salsa de tomate

20 min

2 raciones

35 ml de aceite de oliva

½ diente de ajo

25 g de perejil

400 g de carne picada de pollo

100 g de cortezas de cerdo
    trituradas

1 huevo

250 g de tomate triturado

sal al gusto

pimienta al gusto

Estas albóndigas en salsa de tomate llegaron demasiado tarde a mi vida. En mi casa solo se hacían con la salsa tradicional a base de cebolla, pero mi marido, que es inglés, me enseñó que en su país se comen así, y la verdad es que creo que, a día de hoy, esta se ha convertido en mi forma favorita de prepararlas.

1. Pon a calentar el aceite y el ajo en una sartén a fuego medio-alto.
2. Pica el perejil y, en un bol, mézclalo con la carne picada, las cortezas y el huevo.
3. Da forma a las albóndigas con las manos y fríelas en la sartén hasta que estén doradas. Retíralas del fuego y reserva.
4. En la misma sartén, añade ahora el tomate triturado y cocínalo 10 minutos a fuego medio-alto.
5. Vuelve a incorporar las albóndigas a la sartén y báñalas bien con el tomate. Cocina 5 minutos más.

En vez de pollo, si lo prefieres, puedes emplear cualquier tipo de carne picada para esta elaboración: pavo, cerdo o ternera.

MACROS				
Receta entera:	1880,1 kcal	7,8 g de CH	119,6 g de grasas	186,2 g de proteínas
Por porción:	94 kcal	3,9 g de CH	59,8 g de grasas	93,1 g de proteínas

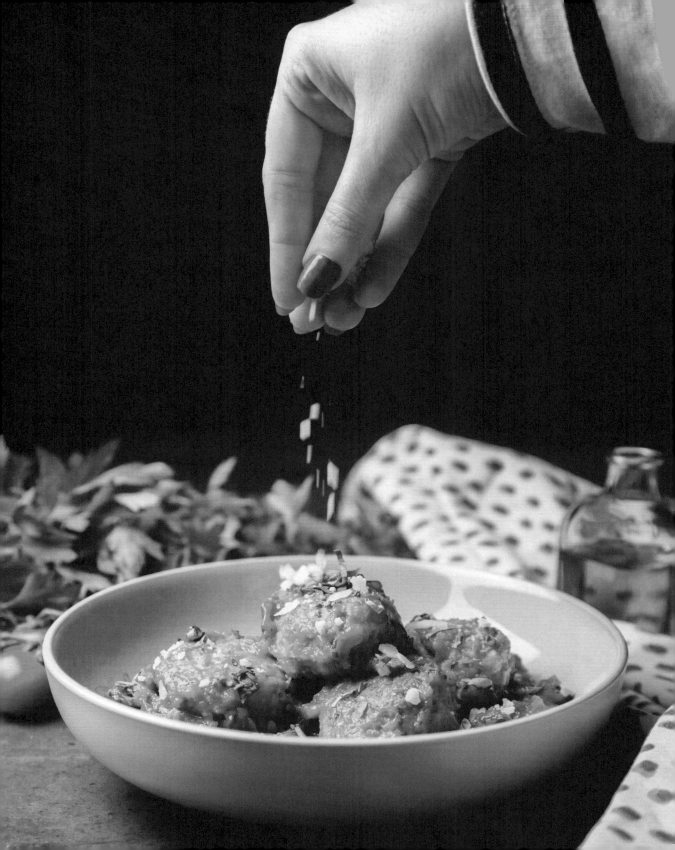

Almejas a la marinera

10 min
2 raciones

300 g de almejas frescas
3 dientes de ajo
40 ml de aceite de oliva
100 ml de vino blanco
10 g de perejil
2 cucharadas de sal

Con esta receta voy a demostrarte que no hace falta ir al restaurante para comer unas almejas deliciosas. Mi madre es andaluza y esta elaboración se ha hecho toda la vida en mi casa. ¡La salsa está tan rica que te apetecerá rebañar el plato!

1. Para limpiar las almejas, ponlas en un cazo con agua fría y dos cucharadas de sal durante 1-2 horas.
2. Trocea el ajo en láminas.
3. Pon el ajo y el aceite en una sartén a fuego medio-alto. Escurre las almejas y, en cuanto se dore el ajo, vierte el vino blanco y agrégalas junto con el perejil. Cocínalas hasta que se abran.

Si quieres espesar la salsa, puedes añadir media cucharadita de arrurruz.

MACROS				
Receta entera:	538,8 kcal	9 g de CH	40 g de grasas	17,2 g de proteínas
Por porción:	269,4 kcal	4,5 g de CH	20 g de grasas	8,6 g de proteínas

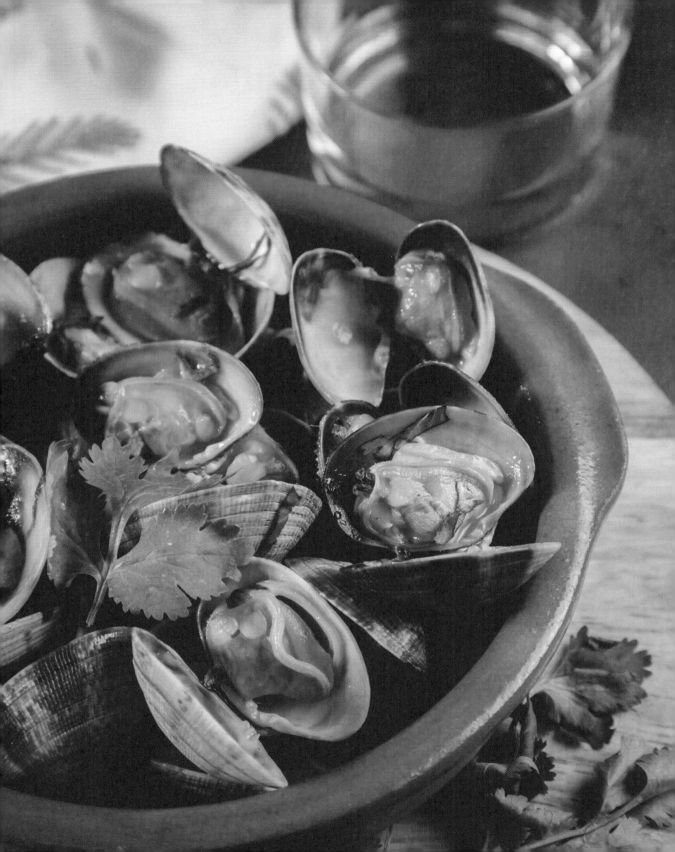

Arroz de coliflor a lo pobre

20 min
2 raciones

150 g de calabacín

25 g de cebolla

150 g de chorizo

1 diente de ajo

10 ml de aceite de oliva

300 g de coliflor

½ cucharadita de pimentón dulce

½ cucharadita de cúrcuma

½ cucharadita de colorante
de paella (o azafrán)

sal al gusto

150 ml de agua

El nombre de esta receta viene de las épocas de penurias que vivieron nuestros abuelos, cuando solo se podían usar ingredientes muy asequibles (y accesibles) para cocinar. Pero que no te confunda: esta elaboración está llena de sabor y la mezcla de ingredientes enmascara por completo el gusto a coliflor.

1. Corta el calabacín y la cebolla en dados, el chorizo en rodajas y pica el diente de ajo.
2. Pon el aceite en una sartén a fuego medio-alto y, cuando esté caliente, añade el chorizo, el calabacín, la cebolla y el ajo. Sofríe 4 minutos.
3. A continuación, en un procesador de alimentos, pica la coliflor hasta que quede como granos de arroz. También puedes usar un cuchillo o rallador para hacerlo.
4. En la misma sartén de las verduras y el chorizo, incorpora la coliflor picada, el pimentón, la cúrcuma, el colorante y la sal. Sofríe 3 minutos para que la coliflor coja sabor.
5. Por último, vierte el agua y cocina a fuego medio unos 10 minutos, hasta que esta se evapore.

Uno de los mayores problemas de los platos que llevan coliflor es su fuerte sabor, que no agrada a todo el mundo. Para evitarlo, mi consejo es que siempre uses coliflor fresca y evites la congelada, ya que suelta más agua y tiene un gusto más intenso.

MACROS				
Receta entera:	873 kcal	13,7 g de CH	68,4 g de grasas	43,5 g de proteínas
Por porción:	436,5 kcal	6,8 g de CH	34,2 g de grasas	21,7 g de proteínas

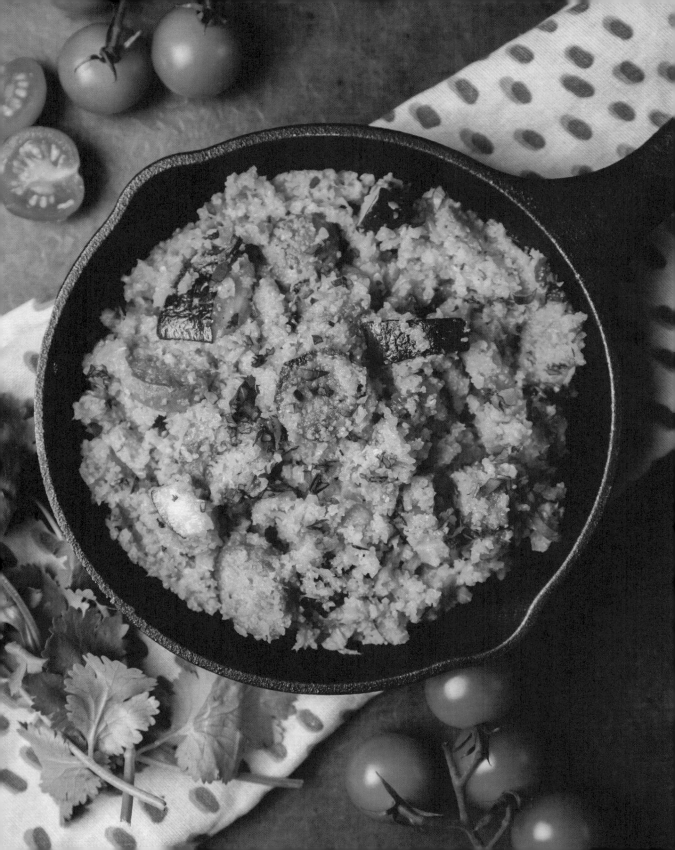

Bacalao al vino blanco

20 min
2 raciones

150 g de pimiento rojo
½ limón
100 g de tomate
1 diente de ajo
400 g de bacalao
75 ml de vino blanco
30 ml de aceite de oliva
romero al gusto
sal al gusto

Me encanta esta receta porque es tan sencilla como colocar los ingredientes en una bandeja de horno, programar 20 minutos y olvidarte. Me ha salvado muchos días en los que no tenía tiempo para cocinar.

1. Precalienta el horno a 180 °C.
2. Corta el pimiento y el limón en rodajas. Corta y trocea también el tomate y el ajo.
3. Coloca el pimiento, el tomate, el ajo, el bacalao, el vino, el limón, el aceite, el romero y la sal en una bandeja de horno.
4. Hornea durante 20 minutos.

Si añades unas rodajas de limón encima del pescado, conseguirás que no quede seco y que tenga mejor aspecto.

MACROS				
Receta entera:	732,5 kcal	12,4 g de CH	31,2 g de grasas	72,8 g de proteínas
Por porción:	366,3 kcal	6,2 g de CH	15,6 g de grasas	36,4 g de proteínas

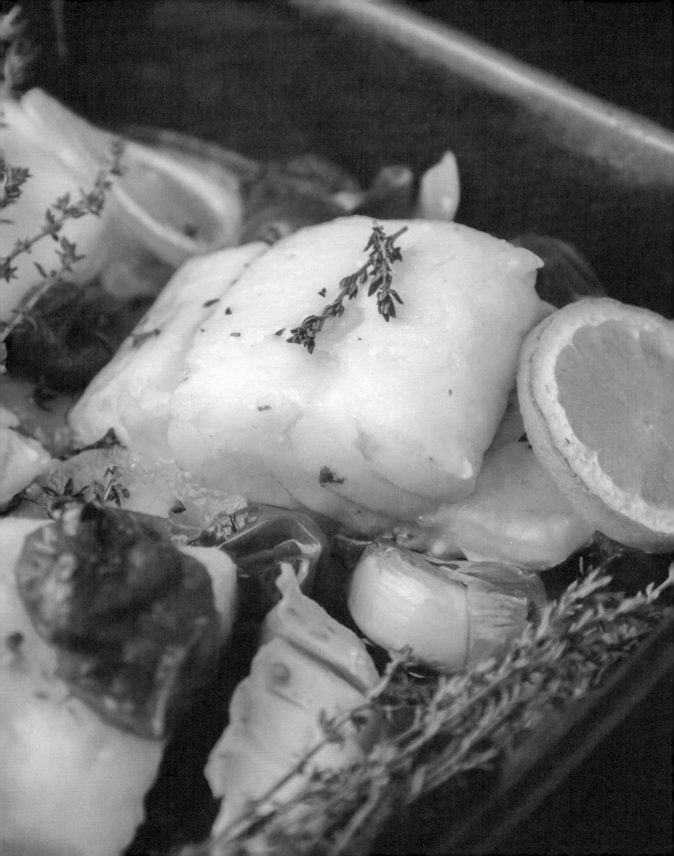

Barcos de calabacín con su bechamel

25 min
2 raciones

400 g de calabacín
30 ml de aceite de oliva
250 g de pechuga de pollo
  en dados
25 g de cebolla
sal al gusto
pimienta al gusto
salsa de tomate al gusto

ingredientes para la bechamel de calabacín

15 ml de aceite de oliva
35 g de cebolla
300 g de calabacín
100 ml de agua
10 g de nuez moscada
sal al gusto
pimienta al gusto

Esta elaboración la preparaba mi madre durante mi adolescencia «cuando estábamos a dieta», pero a la larga se ha convertido en uno de mis platos favoritos porque está lleno de sabor y me hizo ver que lo saludable también puede ser delicioso.

1. Corta los calabacines por la mitad y, con una cuchara, vacía el interior para poder rellenarlos.
2. Precalienta el horno a 180 °C.
3. Calienta el aceite en una sartén a fuego medio-alto y fríe el pollo con la cebolla troceada. Salpimienta al gusto. Una vez cocinado, añade la salsa de tomate y sofríe durante 5 minutos.
4. Coloca los calabacines en una fuente de horno y rellénalos con el sofrito de pollo, tomate y cebolla. Hornea 15 minutos.
5. Prepara la bechamel de calabacín: pon el aceite a calentar en una sartén a fuego medio, corta la cebolla y el calabacín en dados pequeños, incorpóralos a la sartén y fríelos hasta que estén blanditos, unos 6 minutos. Tritúralo todo en un procesador de alimentos junto con la nuez moscada, la sal y la pimienta.
6. Sirve los barquitos con un poco de salsa por encima.

La nuez moscada es crucial para darle sabor a la bechamel de calabacín.

MACROS				
Receta entera:	945,5 kcal	10,2 g de CH	66,2 g de grasas	72,6 g de proteínas
Por porción:	472,8 kcal	5,1 g de CH	33,1 g de grasas	36,3 g de proteínas

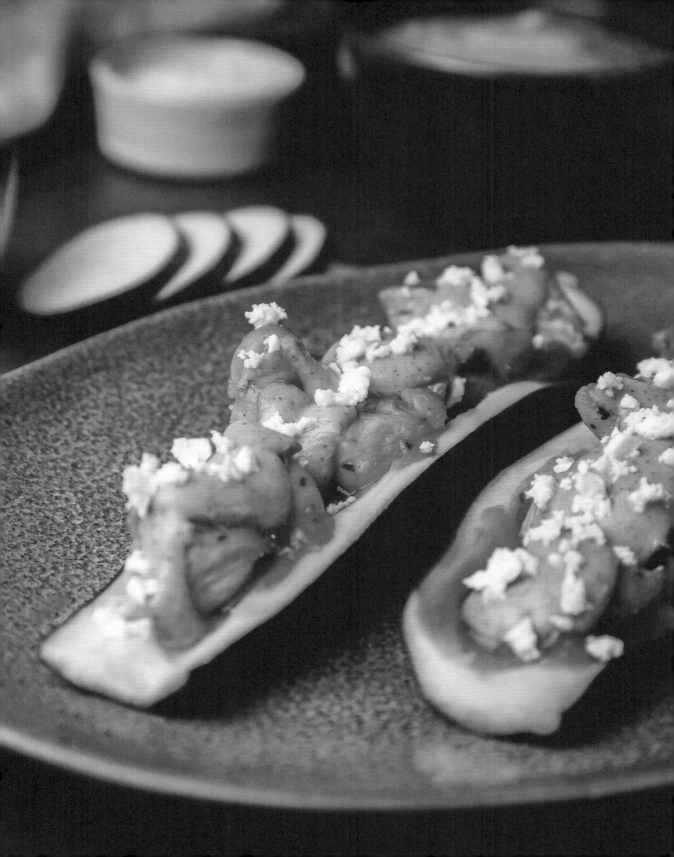

Berenjenas rellenas

25 min

2 raciones

250 g de berenjena

50 ml de aceite de oliva

150 g de atún

50 g de tomate frito

100 g de queso mozzarella

La berenjena es otra verdura que está deliciosa rellena. Yo suelo asar unas cuantas berenjenas durante el fin de semana y guardarlas en la nevera o el congelador; así están preparadas para rellenarlas durante la semana y obtengo una cena rápida y deliciosa.

1. Precalienta el horno a 180 °C.
2. Corta las berenjenas por la mitad, píntalas con aceite y hornéalas durante 20 minutos.
3. Una vez asadas, retira la pulpa de las berenjenas y resérvala en un bol.
4. Incorpora el atún y el tomate frito en el bol con la pulpa de berenjena. Mezcla bien.
5. Rellena de nuevo las berenjenas con esta mezcla y cúbrelas de mozzarella. Hornea durante 5 minutos, hasta que se dore el queso.

Para asegurarte de que las berenjenas no queden amargas, añade un paso previo antes de hornearlas. Espolvorea sal por encima para que suden y déjalas reposar 20 minutos sobre un papel de cocina.

MACROS				
Por berenjena rellena:	845,4 kcal	9,9 g de CH	68,2 g de grasas	43,5 g de proteínas
Por porción:	422,7 kcal	4,9 g de CH	34,1 g de grasas	21,7 g de proteínas

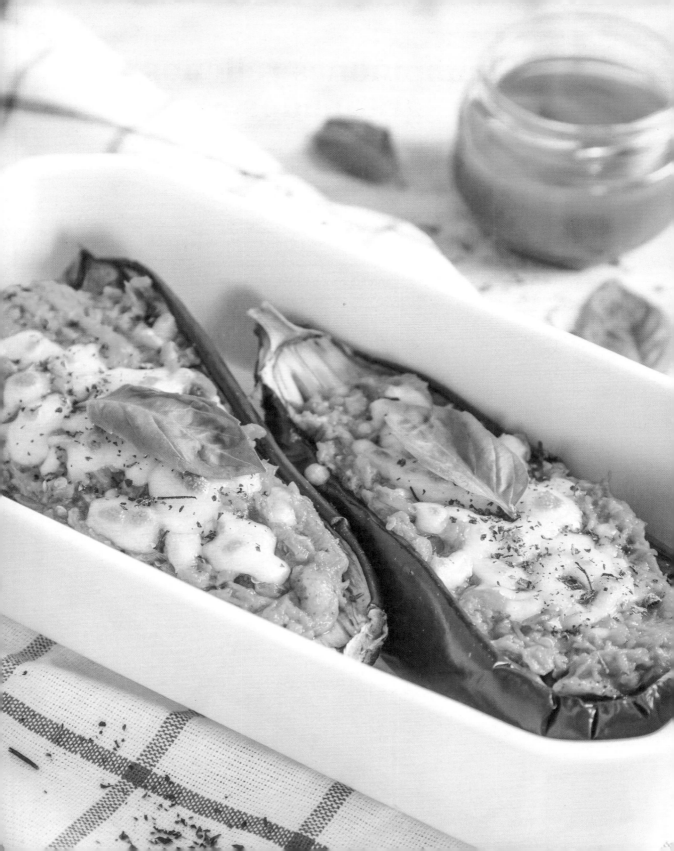

Champiñones rellenos gratinados

15 min
4 raciones

8 setas portobello o shiitake
15 ml de aceite de oliva

Ideas de relleno por champiñón

1 rodaja de queso mozzarella
2 tomates cherry
1 cucharadita de pesto

1 cucharadita de tomate frito
10 g de queso gruyère
2 aceitunas negras

1 cucharada de espinacas
    salteadas con un poco
    de aceite
10 g de queso feta

Mucha gente los llama «champizzas» y a mí me hace mucha gracia. Realmente estos champiñones rellenos son como deliciosos minibocados de pizza.

1. Precalienta el horno a 200 °C.
2. Quítales el tallo a las setas, colócalas en una bandeja de horno y riégalas con un chorrito de aceite.
3. Hornea durante 10 minutos.
4. Rellena las setas con la combinación que más te apetezca e introdúcelas de nuevo unos minutos en el horno con grill.

Si no tienes horno, puedes cocinar estos champiñones en el microondas durante 5 minutos.

MACROS			
Dos setas con			
relleno de mozzarella, tomates cherry y pesto:	225,5 kcal	2,1 g de CH	21,3 g de grasas
			7,6 g de proteínas
relleno de tomate frito, gruyère y aceitunas negras:	236,6 kcal	1,3 g de CH	22,9 g de grasas
			7,6 g de proteínas
relleno de espinacas salteadas con aceite y queso feta:	197,8 kcal	1,4 g de CH	19,5 g de grasas
			5,5 g de proteínas

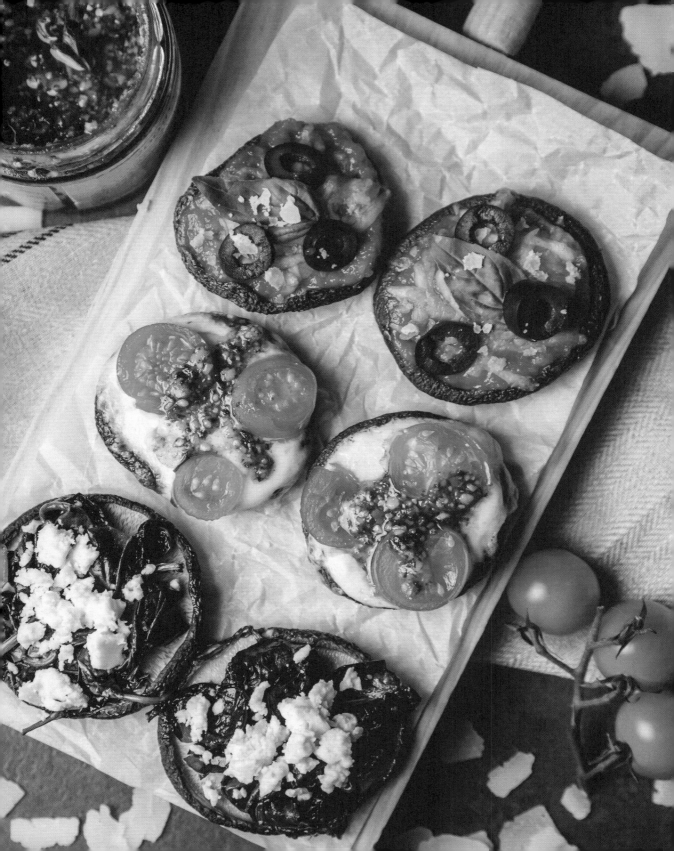

Chuletas de cordero al horno

20 min
1 ración

1 corte de costillar de 4 costillas por persona

ingredientes de la receta «Puré de brócoli» (ver p. 198)

Nunca había cocinado cordero porque pensaba que era bastante complicado, hasta que mi suegro me demostró lo contrario con esta receta. ¡Así que ya no tienes excusa para esperar a Navidad para prepararla!

1. Precalienta el horno a 200 ºC.
2. Coloca el cordero en una bandeja de horno y ásalo durante unos 15-20 minutos.
3. Sigue las instrucciones para preparar el puré de brócoli (ver receta p. 198).
4. Sirve el cordero asado acompañado del puré.

Pídele al carnicero que te prepare el corte de costillar para hornear.

Si quieres aliñar el cordero antes, puedes bañarlo en aceite, ajo y perejil.

MACRO			
Receta entera: 987 kcal	0 g de CH	81,9 g de grasas	58 g de proteínas

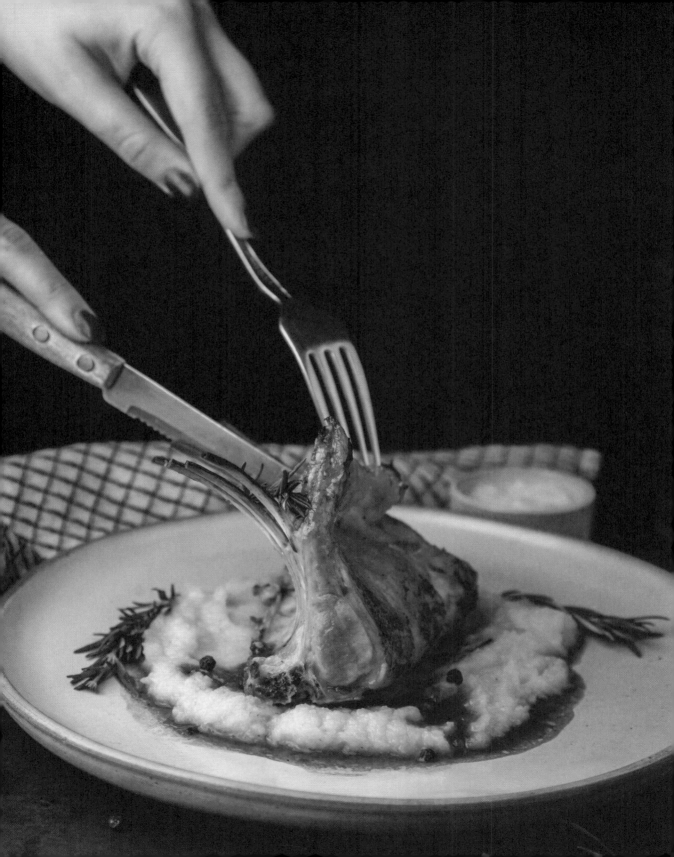

Coca de verduras y sardinas

40 min
8 porciones

ingredientes de la receta «Masa
   de empanada» (ver p. 42)
100 g de pimiento rojo
100 g de pimiento verde
50 g de cebolla
100 g de calabacín
75 ml de aceite de oliva
25 g de pimentón dulce
sal al gusto
pimienta al gusto
8 sardinas en lata

La masa de empanada es muy versátil. Entre otras elaboraciones, puedes preparar con ella la coca de verduras, una receta muy típica del levante mediterráneo. ¡Es perfecta para compartir cuando tengas invitados!

1. Sigue las instrucciones para hacer la masa de empanada (ver receta p. 42).
2. Precalienta el horno a 200 ºC.
3. Corta las verduras en dados pequeños y resérvalas en un bol. Incorpora el aceite, el pimentón, la sal y la pimienta.
4. En una superficie plana, extiende la masa de empanada dándole forma rectangular y esparce las verduras aliñadas por encima.
5. Hornea durante 30 minutos.
6. Retira del horno, añade las sardinas y hornea 10 minutos más.

Para que la masa quede con la textura correcta, intenta no añadir verduras que tengan mucha agua, como los tomates.

	MACROS			
Receta entera:	2406,9 kcal	30,9 g de CH	214,6 g de grasas	96,3 g de proteínas
Por porción:	300,9 kcal	3,9 g de CH	26,8 g de grasas	12 g de proteínas

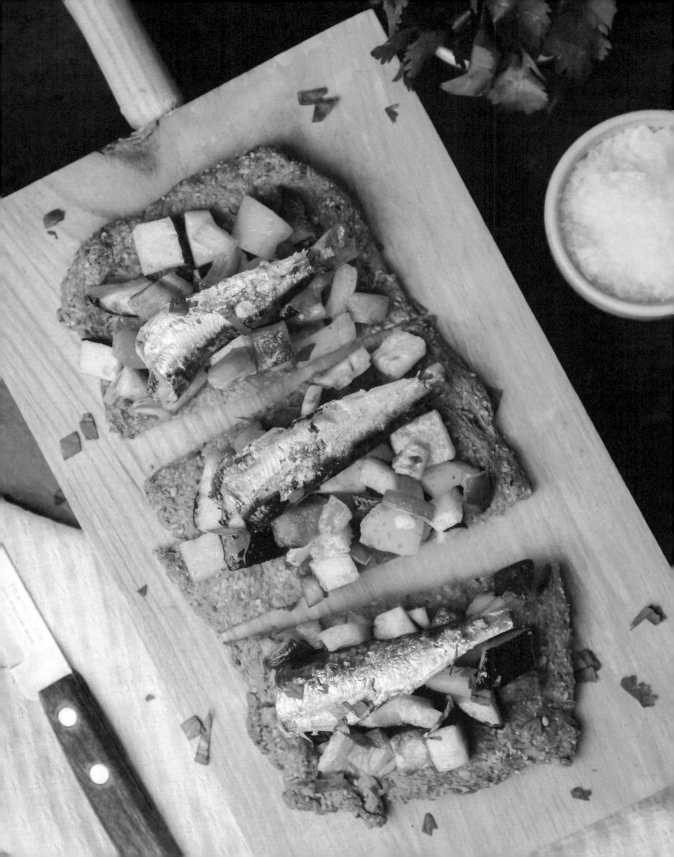

Crema de calabaza y coliflor

35 min
2 platos hondos

150 g de coliflor
300 g de calabaza cacahuete
20 g de apio
1 diente de ajo
30 ml de aceite de oliva
250 ml de agua o caldo
½ cucharadita de nuez moscada
sal al gusto
pimienta al gusto
30 g de queso crema

Esta es mi crema favorita en otoño porque mantiene el sabor dulce de la calabaza, pero con una textura cremosa y ligera.

1. Precalienta el horno a 200 °C.
2. Corta la coliflor en ramilletes y pela y corta la calabaza en dados. Hornéalas 25 minutos.
3. Añade en un cazo a fuego medio el apio, el diente de ajo y el aceite. Deja que se doren, pero que no se quemen.
4. Incorpora la calabaza y la coliflor asadas, y sofríe unos 3-4 minutos. A continuación, agrega el agua (o caldo), la nuez moscada, la sal y la pimienta, y cocina 10 minutos más.
5. Transcurrido este tiempo, tritúralo todo con una batidora de mano junto con el queso.

Si no te gustan las cremas espesas, échale un poquito más de agua.

Para reducir la cantidad de carbohidratos sustituye parte de la calabaza por más coliflor o calabacín.

MACROS				
Receta entera:	480,8 kcal	25,7 g de CH	39,5 g de grasas	7,6 g de proteínas
Por porción:	240,4 kcal	12,8 g de CH	19,7 g de grasas	3,8 g de proteínas

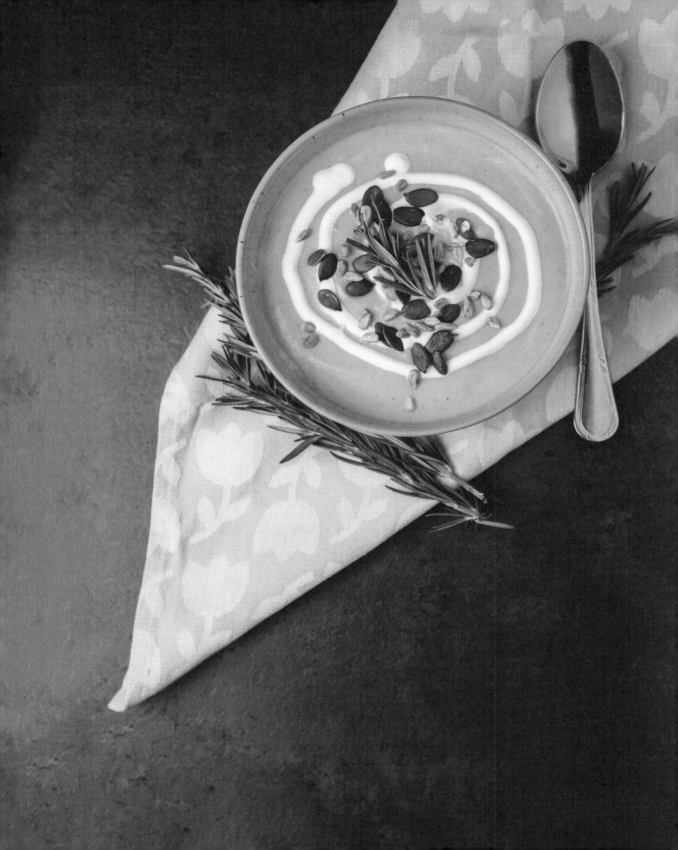

Dorada al horno

45 min
2 raciones

100 g de pimiento verde

100 g de pimiento rojo

100 g de pimiento amarillo

½ limón

2 dientes de ajo

1 hoja de laurel

750 g de dorada

80 ml de vino blanco

30 ml de aceite de oliva

sal al gusto

pimienta al gusto

Una cena ideal: sencilla y rápida de preparar, y cuya guarnición puedes adaptar a tu gusto.

1. Precalienta el horno a 180 °C.
2. Corta los pimientos y el limón en rodajas.
3. Coloca los pimientos, el ajo y la hoja de laurel en una fuente de horno.
4. Haz tres incisiones en la dorada e introduce en ellas las rodajas de limón. Añade el pescado encima de las verduras.
5. Riega con el vino blanco y el aceite, y salpimienta.
6. Hornea durante 35 minutos.

Pídele al pescadero que te prepare la dorada para hornear, entera y limpia.

Puedes sustituir la dorada por otro pescado como, por ejemplo, lubina.

MACROS				
Receta entera:	926,5 kcal	19,1 g de CH	39,7 g de grasas	85,9 g de proteínas
Por porción:	463,3 kcal	9,6 g de CH	19,9 g de grasas	42,9 g de proteínas

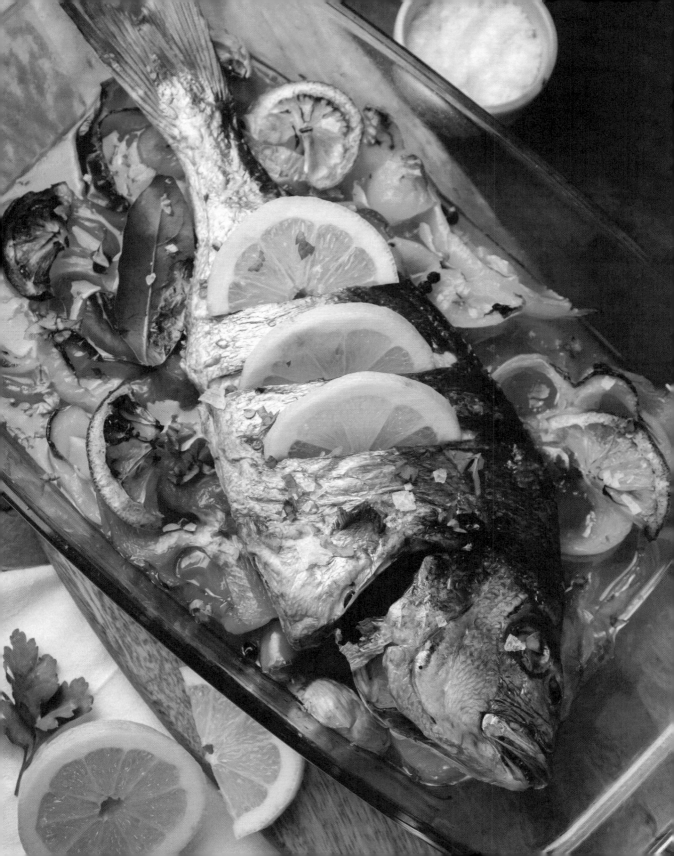

Ensalada de sandía, queso feta y aceitunas

5 min
2 raciones

300 g de sandía

100 g de queso feta

25 g de cebolla roja

75 g de aceitunas negras
   sin hueso

5 g de orégano

3 hojas de menta fresca

30 ml de aceite de oliva

sal al gusto

pimienta al gusto

Si hasta ahora no has probado la sandía con queso en una ensalada, ¡no sabes lo que te estás perdiendo! Yo suelo acompañar esta receta con un filete de pollo a la plancha.

1. Corta la sandía y el queso feta en dados pequeños.
2. Corta la cebolla bien finita y las aceitunas negras por la mitad.
3. Añade en un bol todos los ingredientes de la receta junto con las especias. Aliña y salpimienta.

MACROS				
Receta entera:	773,8 kcal	24,7 g de CH	67,2 g de grasas	19 g de proteínas
Por porción:	386,9 kcal	12,3 g de CH	33,6 g de grasas	9,5 g de proteínas

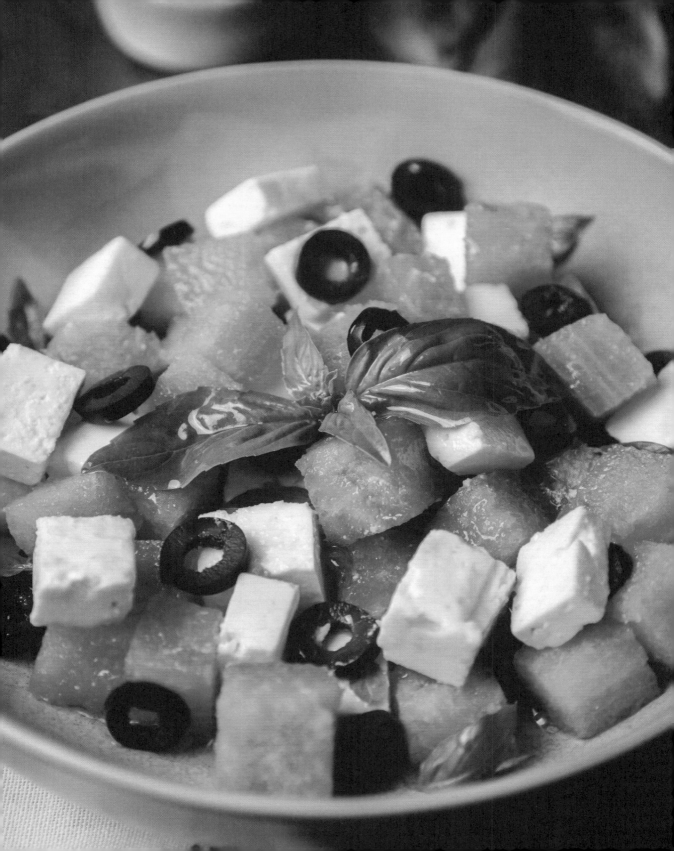

Ensaladilla rusa

30 min
2 raciones

ingredientes de la receta
«Mayonesa» (ver p. 194)
300 g de coliflor
50 g de calabacín
50 g de zanahorias
150 g de melva en lata
2 huevos
50 g de aceitunas verdes
o negras
sal al gusto

En casa, la ensaladilla es uno de los platos que más a menudo preparamos, sobre todo en verano, porque es refrescante, se puede tomar de aperitivo o acompañamiento y, en definitiva, ¡porque está buenísima! Para evitar los carbohidratos de la patata, la vamos a sustituir por coliflor.

1. Sigue las instrucciones para preparar la mayonesa (receta p. 194).
2. Pon agua a calentar en un cazo a fuego alto.
3. Mientras tanto, corta la coliflor, el calabacín y las zanahorias en dados, y, una vez que el agua llegue a ebullición, añádelos al cazo y cuécelos durante 15 minutos.
4. Cuando estén blandos, retira el agua y déjalos enfriar.
5. Por último, mézclalos en un plato con la mayonesa, la melva, los huevos previamente cocidos y cortados, las aceitunas y la sal.

No uses coliflor congelada para preparar esta receta, pues tiene un sabor mucho más fuerte que la fresca.

MACROS				
Receta entera:	459 kcal	15,5 g de CH	13 g de grasas	63,3 g de proteínas
Por porción:	229,5 kcal	7,8 g de CH	6,5 g de grasas	31,6 g de proteínas

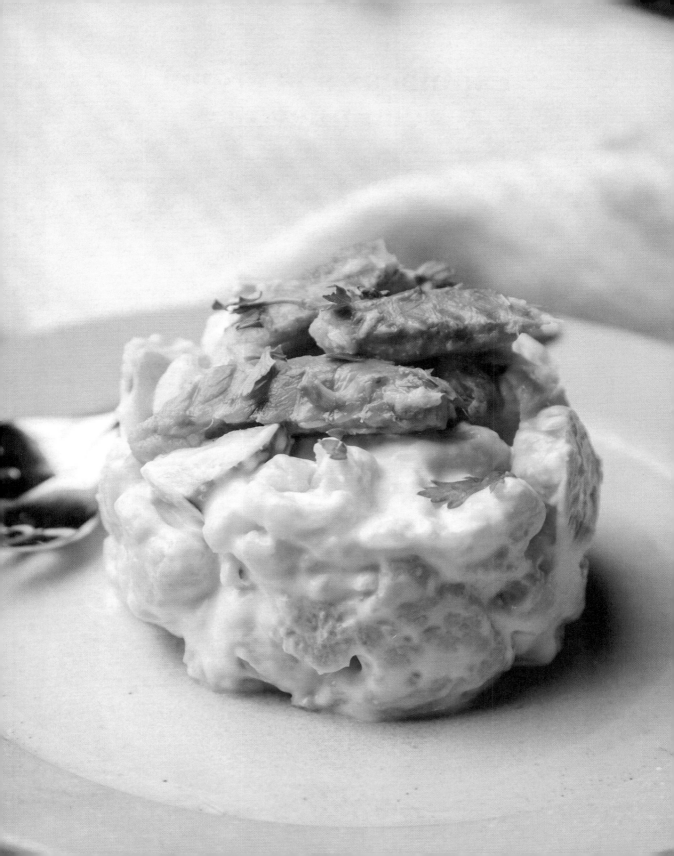

Espinacas a la crema con huevo

30 min
2 raciones

1 diente de ajo

30 ml de aceite de oliva

400 g de espinacas

200 ml de nata líquida

150 ml de leche de almendras

nuez moscada al gusto

sal al gusto

pimienta al gusto

3 huevos

50 g de queso mozzarella

Uno de los consejos que voy a darte para ahorrar tiempo es que siempre que vayas a cocinar verduras y veas que llevan una salsa, añadas un huevo y tapes la sartén para obtener un plato muy completo.

1. Calienta el aceite en una sartén a fuego medio-alto. Trocea el ajo y dóralo en ella.
2. Incorpora las espinacas, remueve y tapa para que se cocinen con su propio vapor.
3. Una vez cocinadas, agrega la nata, la leche de almendras, la nuez moscada, la sal y la pimienta. Deja cocer 3 minutos.
4. Echa los huevos encima de la mezcla y tapa de nuevo la sartén para que se cocinen.
5. Por último, cubre con queso mozzarella e introduce en el horno con grill 1 minuto.

Las espinacas siempre quedan mejor si son frescas, pues las congeladas sueltan agua.

MACROS				
Receta entera:	1182 kcal	17,7 g de CH	104,8 g de grasas	45,4 g de proteínas
Por porción:	591 kcal	8,9 g de CH	52,4 g de grasas	22,7 g de proteínas

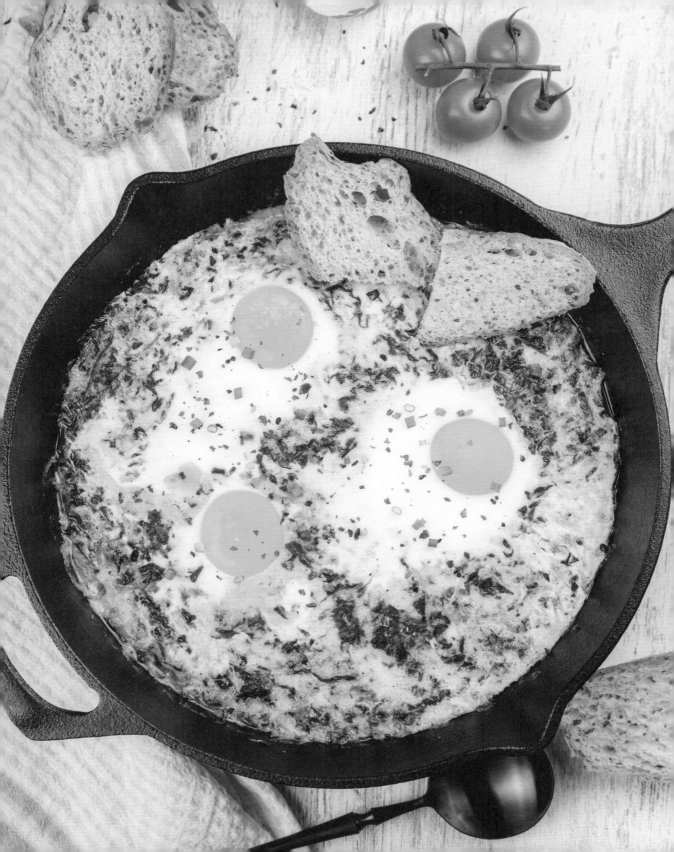

Frittata de col y tomate

15 min
1 ración

2 huevos
sal al gusto
pimienta al gusto
30 g de tomate cherry
25 g de col rizada (kale)

Las frittatas son siempre una «receta salvavidas» porque combinan huevos con lo que se tenga en la nevera. En este libro he querido compartir mi versión vegetariana y sin lácteos favorita, que nunca falla.

1. Precalienta el horno a 200 °C.
2. Bate los huevos con la sal y la pimienta, y vierte la mezcla dentro de un recipiente para horno individual.
3. Decora con los tomates cortados por la mitad y la col rizada cortada en tiras.
4. Hornea durante unos 10-15 minutos.

Otras de mis combinaciones favoritas son calabacín con gorgonzola y salmón, espinacas con chorizo y acelgas con pimiento rojo.

MACRO			
Receta entera: 171,7 kcal	2,9 g de CH	11 g de grasas	13,6 g de proteínas

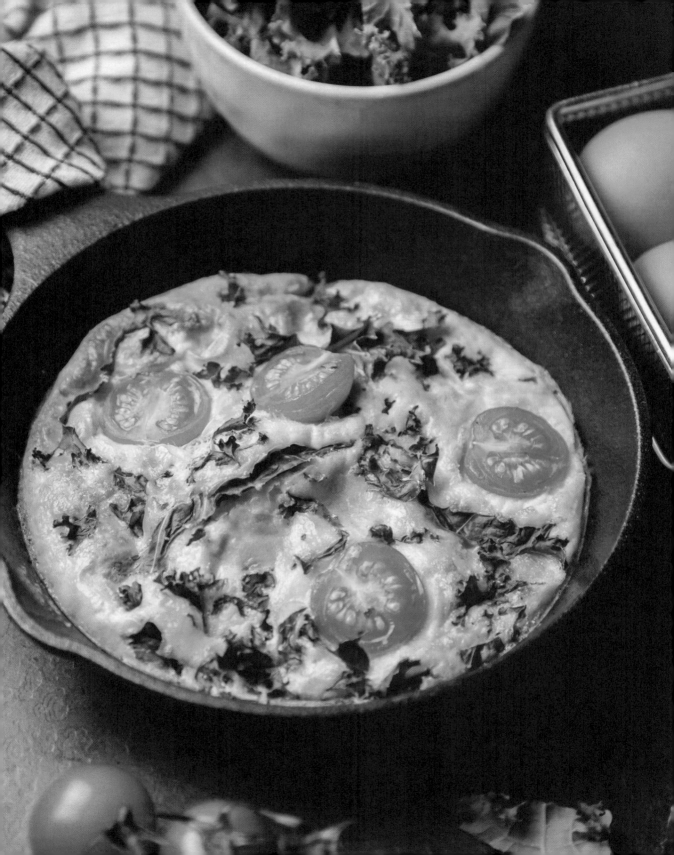

Gnocchi de coliflor

35 min
3-4 raciones

500 g de coliflor
1 huevo
50 g de queso mozzarella rallado
50 g de queso parmesano
35 g de harina de coco
sal al gusto
pimienta al gusto

Estos gnocchi son el mejor sustituto de pasta keto que encontrarás. Es una versión de una de mis recetas más famosas en Instagram: ¡nunca falla y enamora a todo aquel que la prueba!

1. Pon agua a calentar en un cazo a fuego medio-alto.
2. Una vez que llegue a ebullición, añade la coliflor y cocina 20 minutos, hasta que esté tierna. Después sácala y ponla encima de un paño. Escurre la coliflor para eliminar toda el agua.
3. Precalienta el horno a 200 °C.
4. Tritura la coliflor junto con el huevo, la mozzarella rallada, el queso parmesano, la harina de coco, la sal y la pimienta en un triturador de alimentos.
5. Con la mano, haz pequeñas bolitas con la masa, colócalas en una bandeja de horno y aplástalas un poco con un tenedor.
6. Por último, hornea durante 10 minutos y luego sirve junto a una salsa, la que más te apetezca.

Si quieres experimentar y probar versiones igual de ricas, puedes sustituir la coliflor por col blanca, col morada o brócoli.

MACROS				
Receta entera:	672,5 kcal	24,5 g de CH	36,7 g de grasas	50,3 g de proteínas
Por porción:	168,1 kcal	6,1 g de CH	9,2 g de grasas	12,6 g de proteínas

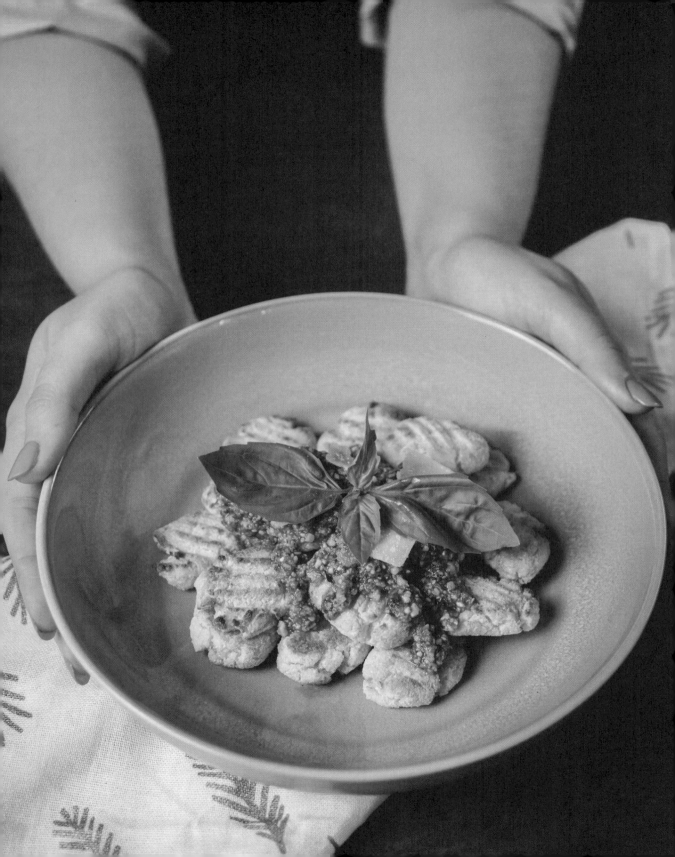

Magro con tomate

30 min
3 raciones

30 ml de aceite de oliva

200 g de pimiento verde

25 g de cebolla

1 diente de ajo

500 g de magro de cerdo cortado
   en tacos

250 g de tomate triturado

50 ml de vino blanco

1 hoja de laurel

sal al gusto

pimienta al gusto

¡Oh, el magro con tomate! Una receta de toda la vida, muy económica y que a lo mejor no te habías dado ni cuenta de que puedes adaptar a la dieta keto. A mí me vino a la cabeza un día que me fui de tapas con mi hermana y no quise saltarme la dieta, por lo que me pedí magro, pimientos fritos y una copa de vino.

1. Pon el aceite a calentar en una sartén a fuego medio.
2. Corta el pimiento verde, la cebolla y el ajo en dados. Incorpóralos a la sartén y fríe 6 minutos.
3. A continuación, agrega el magro y cocina hasta que se dore.
4. Por último, añade el tomate, el vino blanco, el laurel, la sal y la pimienta, y deja cocer a fuego lento unos 15-20 minutos, hasta que reduzca.

Acompaña el magro con tomate, puré de brócoli o verduras salteadas.

MACROS				
Receta entera:	856,5 kcal	16,6 g de CH	50,5 g de grasas	58,6 g de proteínas
Por porción:	285,5 kcal	5,5 g de CH	16,8 g de grasas	19,5 g de proteínas

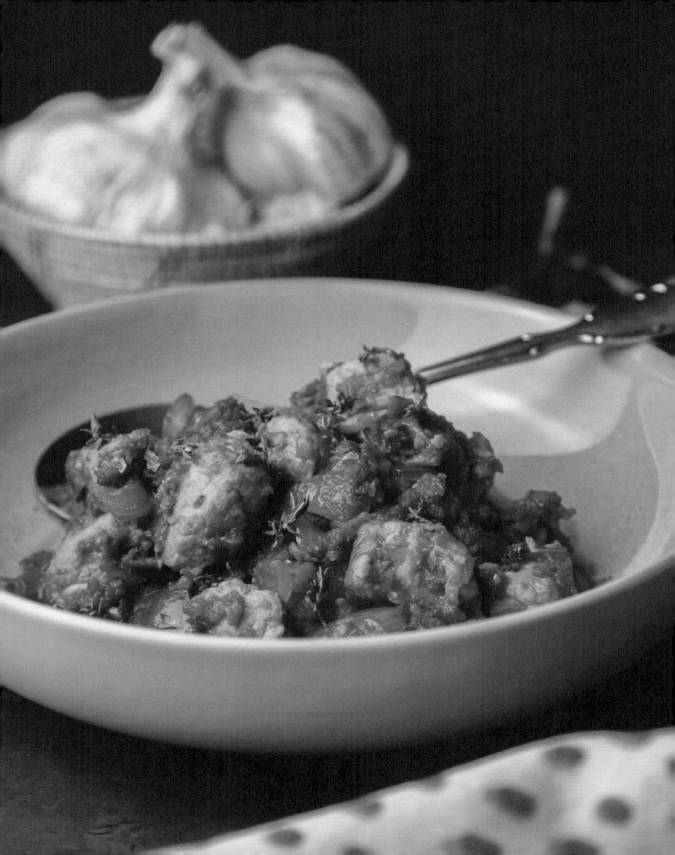

Masa de pizza con base de pollo

25 min

2 raciones

150 g de pollo crudo

30 g de queso parmesano

1 diente de ajo

1 huevo

sal al gusto

pimienta al gusto

Esta base de pizza de pollo la descubrí cuando hice unos días de cero carbohidratos con dieta carnívora. ¡Y resulta que me gusta más que la que tiene base de coliflor!

1. Precalienta el horno a 190 °C.
2. Tritura todos los ingredientes en un procesador de alimentos.
3. Esparce la masa sobre un papel de hornear y hornea durante unos 15-20 minutos.
4. Una vez hecha, sácala del horno, añade los condimentos que más te apetezcan y vuelve a introducirla en el horno 5 minutos más.

Mis condimentos favoritos para esta pizza son una base de salsa de tomate, queso mozzarella, cebolla roja y aceitunas negras.

Según mi experiencia, el pollo es la mejor proteína para hacer base de pizza. También puedes usar ternera o cerdo, pero queda más seca.

	MACROS			
Receta entera:	554,9 kcal	0,9 g de CH	34,9 g de grasas	56,9 g de proteínas
Por porción:	277,5 kcal	0,5 g de CH	17,4 g de grasas	28,5 g de proteínas

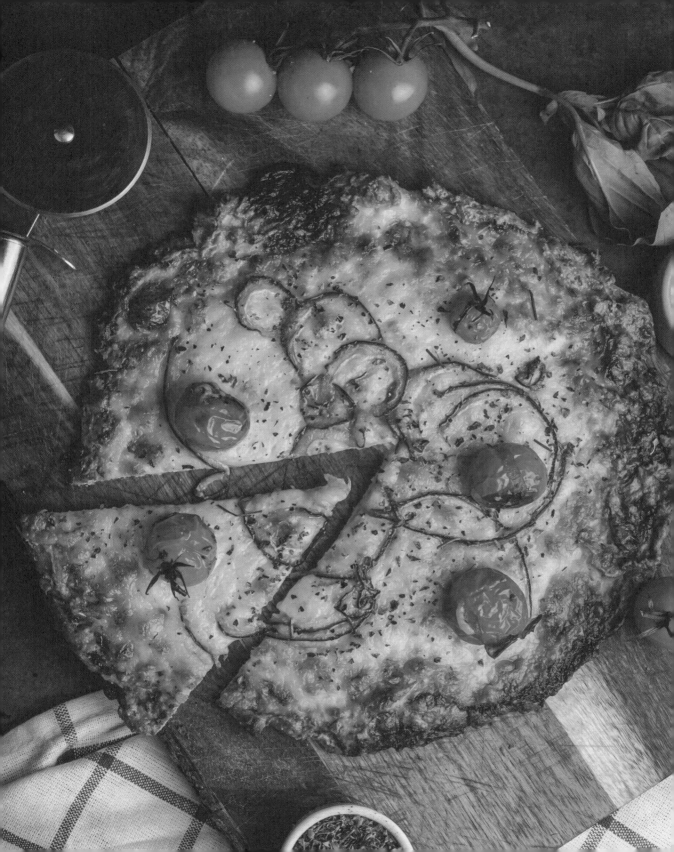

Musaka

25 min
2 raciones

1 berenjena

25 ml de aceite de oliva

15 g de cebolla

15 g de zanahoria

300 g de carne picada

15 ml de vino tinto

40 g de tomate frito

sal al gusto

pimienta al gusto

30 g de queso crema

20 ml de nata líquida

½ cucharadita de nuez moscada

60 g de queso mozzarella

orégano al gusto

Esta receta me la enseñó una amiga griega de mi hermano, a la que le encanta cocinar, y me abrió los ojos al mundo de la «gastronomía helénica».

1. Precalienta el horno a 200 ºC.
2. Corta la berenjena en 6 rodajas de un centímetro cada una. Cocínala al vapor, en el horno o en el microondas hasta que esté blandita.
3. Pon el aceite a calentar en una sartén a fuego medio-alto. Corta la cebolla y la zanahoria en rodajas finas, y, cuando el aceite esté caliente, añádelas a la sartén y sofríelas hasta que se reblandezcan.
4. Agrega entonces la carne picada y cocina hasta que esté hecha. Incorpora el vino, el tomate, la sal y la pimienta. Deja cocer 10 minutos y reserva.
5. Aprovechando la misma sartén que acabas de usar, echa ahora el queso crema, la nata, la nuez moscada y un poco de sal para hacer la bechamel rápida que se cocina en 3 minutos.
6. A la hora de montar el plato, alterna capas de berenjena y carne, cúbrelo con bechamel, mozzarella y orégano, y, por último, introdúcelo en el horno unos minutos, hasta que se funda el queso.

> Siempre acompaño la musaka con una ensalada sencilla y fresquita a base de lechuga y cebolla.

MACROS				
Receta entera:	874,8 kcal	12,3 g de CH	61,3 g de grasas	57,1 g de proteínas
Por porción:	437,4 kcal	6,2 g de CH	30,6 g de grasas	28,5 g de proteínas

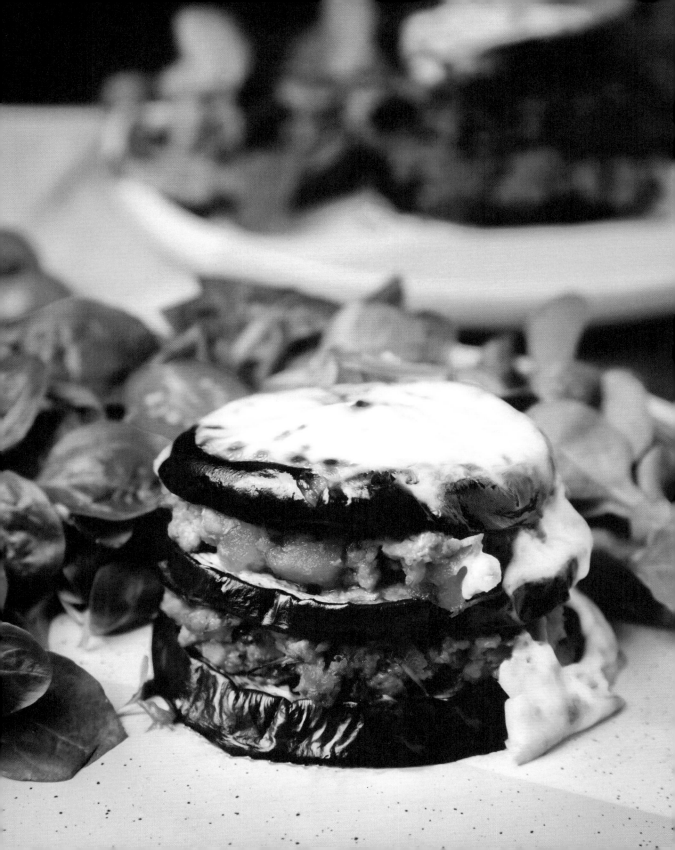

Noodles de calabacín, pesto y dados de atún

10 min
1 ración

20 ml de aceite de oliva

150 g de atún fresco

sal al gusto

pimienta al gusto

1 diente de ajo

zumo de ½ limón

20 g de perejil

150 g de calabacín

ingredientes de la receta «Salsa pesto» (ver p. 196)

Hace unos años se puso tan de moda el espirilizador que me obsesioné con los noodles de verduras. Una de las recetas que mejores recuerdos me traen es la que voy a mostrarte ahora, con pesto y atún.

1. Pon el aceite a calentar en una sartén a fuego medio-alto.
2. Corta el atún en dados, el ajo en láminas y mézclalos con el zumo de limón y el perejil.
3. Saltea el atún aliñado y salpimentado, hasta que se dore, y resérvalo en un plato.
4. Haz los noodles de calabacín con un espirilizador y añádelos a la sartén en la que has cocinado el atún; sofríe a fuego alto durante 2 minutos.
5. Sigue las instrucciones para preparar el pesto (ver receta p. 196).
6. Sirve los noodles acompañados del atún y la salsa.

Si cocinas demasiado los noodles, se desharán. Te recomiendo que los saltees brevemente (un par de minutos) para que su consistencia y textura sean similares a las de la pasta.

MACRO			
Receta entera: 406,1 kcal	6,1 g de CH	21,6 g de grasas	46 g de proteínas

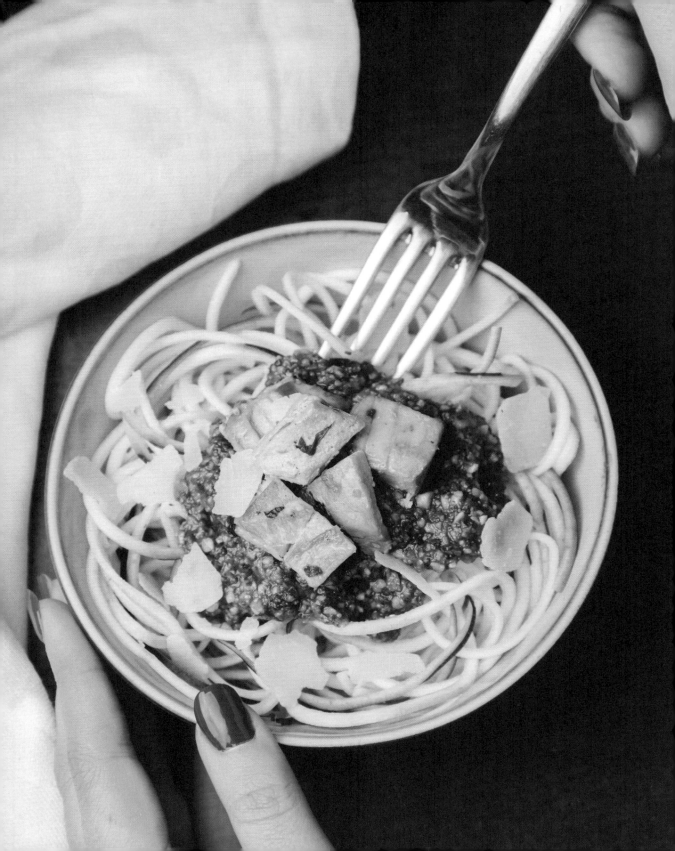

Pechuga de pavo con costra de frutos secos

20 min

2 raciones

100 g de almendras

100 g de nueces pecanas

30 ml de aceite de oliva

20 g de pimentón dulce

sal al gusto

pimienta al gusto

400 g de pechuga de pavo

Quizá nunca habías oído hablar de esta receta, pero te aseguro que el toque crujiente que le dan los frutos secos al pavo es espectacular. ¡Un plato perfecto para sorprender a tus invitados!

1. Precalienta el horno a 200 °C.
2. Pica las almendras y las nueces con un cuchillo.
3. En un bol con el aceite, el pimentón, la sal y la pimienta, agrega los frutos secos picados y mezcla bien.
4. Cubre los filetes de pavo con la mezcla.
5. Hornea durante 15 minutos.

Si colocas el pavo en una bandeja más pequeña que la de tu horno, podrás guardar los jugos que suelta y hacer una salsa solo con incorporar un poco de agua.

MACROS				
Receta entera:	2152 kcal	8 g de CH	189 g de grasas	109 g de proteínas
Por porción:	1076 kcal	4 g de CH	94,5 g de grasas	54,5 g de proteínas

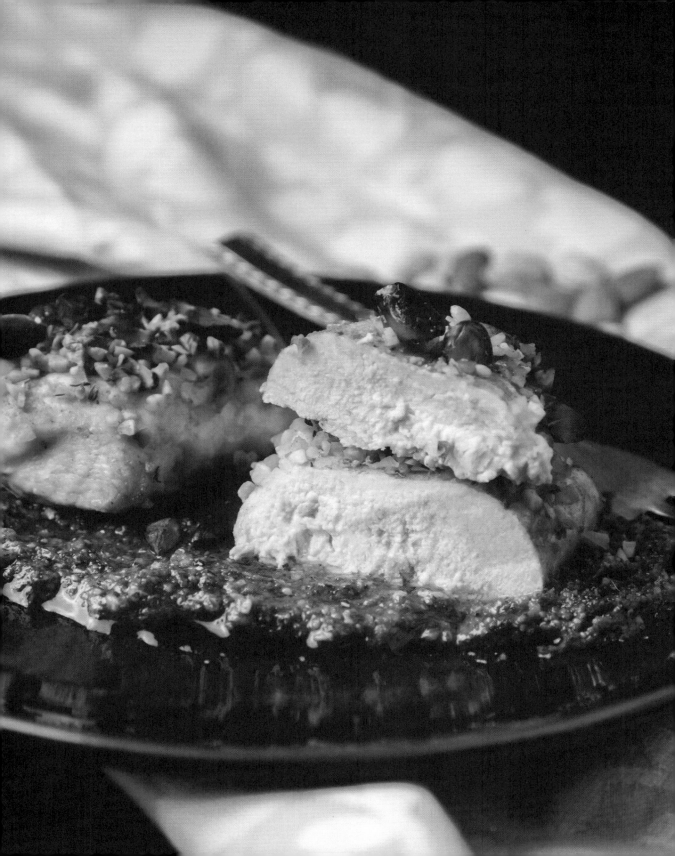

Pimientos rellenos

30 min
1 ración

150 g de pimientos
10 ml de aceite de oliva
100 g de jamón dulce
2 huevos
50 g de queso mozzarella
sal al gusto
pimienta al gusto

Si me sigues en Instagram, verás que muchas veces no tengo tiempo para cocinar o no me apetece complicarme la vida, así que acabo rellenando unos pimientos, con huevo para mi marido y sin para mí.

1. Precalienta el horno a 200 °C.
2. Corta los pimientos por la mitad, píntalos con aceite y hornea durante 20 minutos.
3. Saca los pimientos del horno y rellénalos de jamón, huevo y mozzarella. Salpimienta al gusto y hornea 10 minutos más.

Otra combinación que me encanta es la de carne picada y queso mozzarella.

		MACRO		
Receta entera:	531,5 kcal	6,9 g de CH	38,6 g de grasas	37,5 g de proteínas

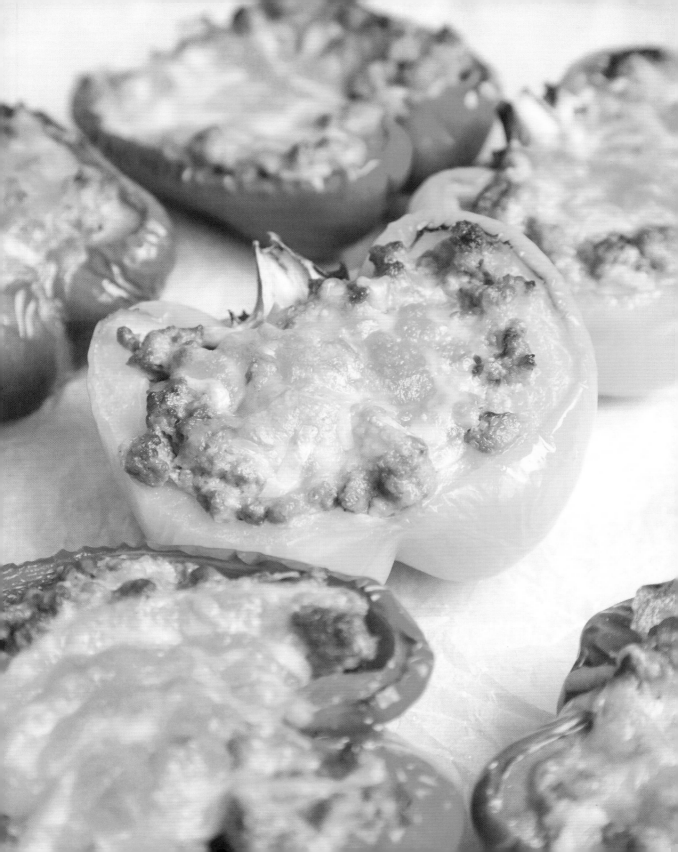

Pisto con huevo

20 min
2 raciones

30 ml de aceite de oliva

1 diente de ajo

50 g de cebolla

150 g de pimiento verde

350 g de calabacín

200 g de tomate triturado

½ cucharadita de comino molido

sal al gusto

pimienta negra recién molida
    al gusto

1 huevo por persona

Aunque la receta que comparto aquí tiene la cantidad de ingredientes para dos raciones, yo suelo hacer el doble para que me dure toda la semana, ya que el pisto es el acompañamiento perfecto para cualquier carne.

1. Pon el aceite a calentar en una sartén a fuego medio.
2. Corta todas las verduras en dados.
3. Añade el ajo y la cebolla en la sartén con el aceite ya caliente. Rehoga unos 4-5 minutos. Incorpora el pimiento verde y sofríe 2 minutos más. Agrega, a continuación, los calabacines y sigue sofriendo unos 4-5 minutos.
4. Por último, echa el tomate, el comino, la sal y la pimienta. Cocina todo a fuego medio hasta que el tomate esté frito.
5. Fríe el huevo en otra sartén con aceite.
6. Sirve el pisto con el huevo frito por encima.

Para darle un toque diferente a la receta, puedes incluir trocitos de jamón o pescado en salazón (anchoas) mientras fríes las verduras.

MACROS

Receta entera:	575,5 kcal	21,7 g de CH	42,4 g de grasas	19,9 g de proteínas
Por porción:	287,8 kcal	10,9 g de CH	21,2 g de grasas	10 g de proteínas

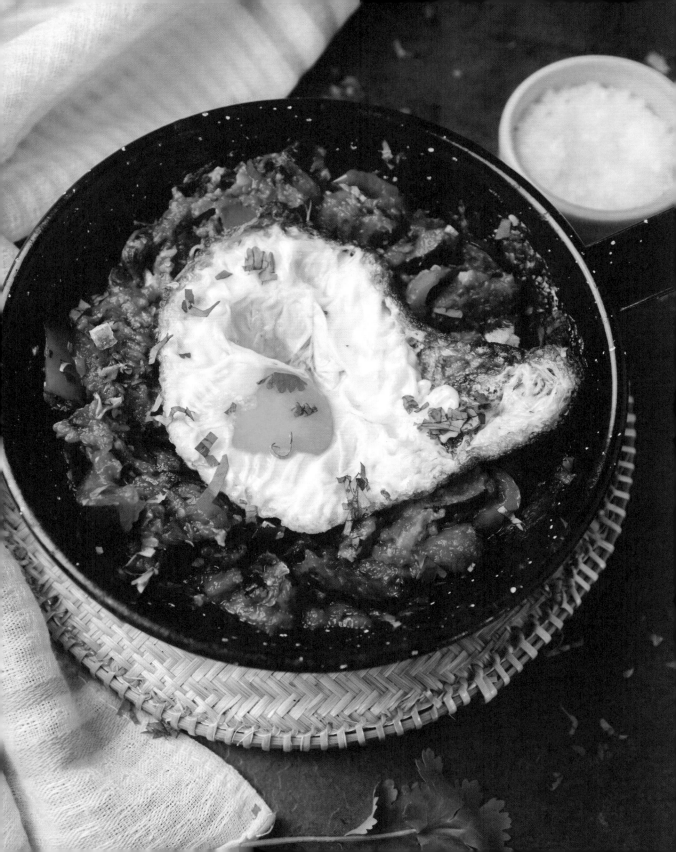

Pizza de anchoas y aceitunas negras

45 min
2 pizzas

ingredientes de la receta
«Masa de pizza» (ver p. 44)
50 g de salsa de tomate
(ver p. 202)
125 g de queso mozzarella
8 filetes de anchoa
30 g de aceitunas negras
½ cucharadita de orégano
sal al gusto

Si no quieres complicarte en la cocina, esta pizza es sencilla pero está llena de sabor. Eso sí, tú hazla como más te guste, que las pizzas están hechas para disfrutarlas.

1. Sigue las instrucciones para preparar la masa de pizza (ver receta p. 44).
2. Sigue las instrucciones para preparar la salsa de tomate (ver receta p. 202) y toma 50 g de la salsa.
3. Precalienta el horno a 180 °C.
4. Extiende la masa sobre una superficie lisa y esparce por encima la salsa de tomate, la mozzarella, las anchoas, las aceitunas negras, el orégano y la sal.
5. Hornea 30 minutos.

Para que la base quede más firme evita poner demasiada salsa o verduras que tengan mucha agua, como el tomate.

MACROS

Receta entera:	2532,5 kcal	15,1 g de CH	212,8 g de grasas	150,9 g de proteínas
Por porción:	316,6 kcal	1,9 g de CH	26,6 g de grasas	18,9 g de proteínas

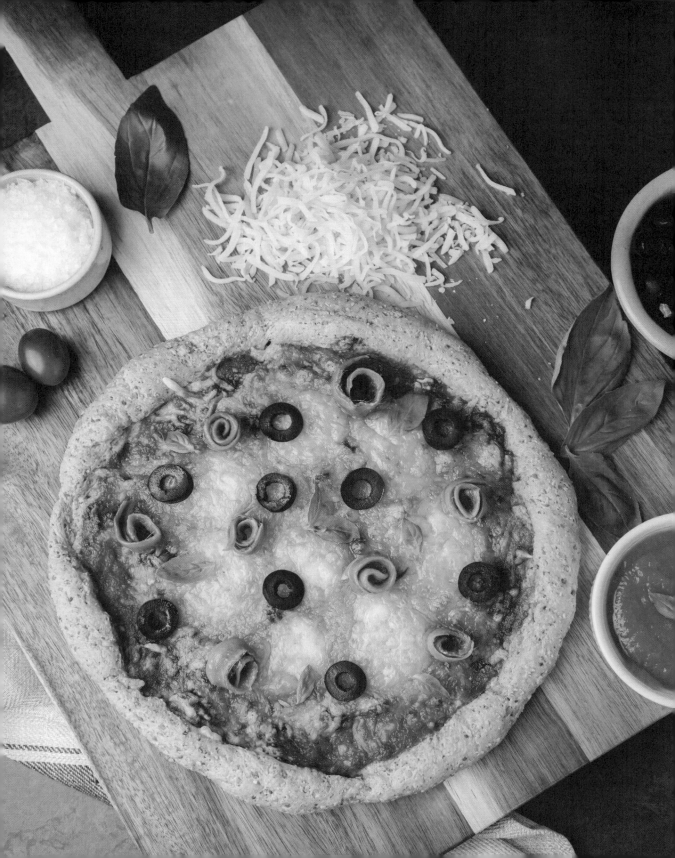

Pollo asado

1 h y 45 min
1 pollo para 2-3 personas

1 pollo entero
50 ml de aceite de oliva
sal al gusto
pimienta al gusto
1 limón
2 dientes de ajo
especias: tomillo, romero, hoja
    de laurel (cantidad al gusto)

En casa, el pollo asado no es solo una comida, sino que los restos sirven para rellenar tacos, quiches, wraps e incluso aprovecho la carcasa para hacer caldo.

1. Precalienta el horno a 240 °C.
2. Coloca el pollo en una bandeja de horno, alíñalo con el aceite y salpiméntalo. Luego, corta el limón por la mitad y riega el pollo con el zumo de medio limón.
3. A continuación, aplasta un poco los dientes de ajo e introdúce-los en el pollo junto con la otra mitad del limón cortada en ro-dajas y las especias.
4. Baja la temperatura del horno a 200 °C y hornea durante 1 hora y 30 minutos, aproximadamente.

Si quieres añadir verduras a la receta, introdúcelas en el horno 45 minutos después de que haya empezado la cocción, pues tardan menos tiempo en hacerse.

MACROS				
Receta entera:	1992,9 kcal	4 g de CH	139,7 g de grasas	173,1 g de proteínas
Por porción:	498,2 kcal	1 g de CH	34,9 g de grasas	43,3 g de proteínas

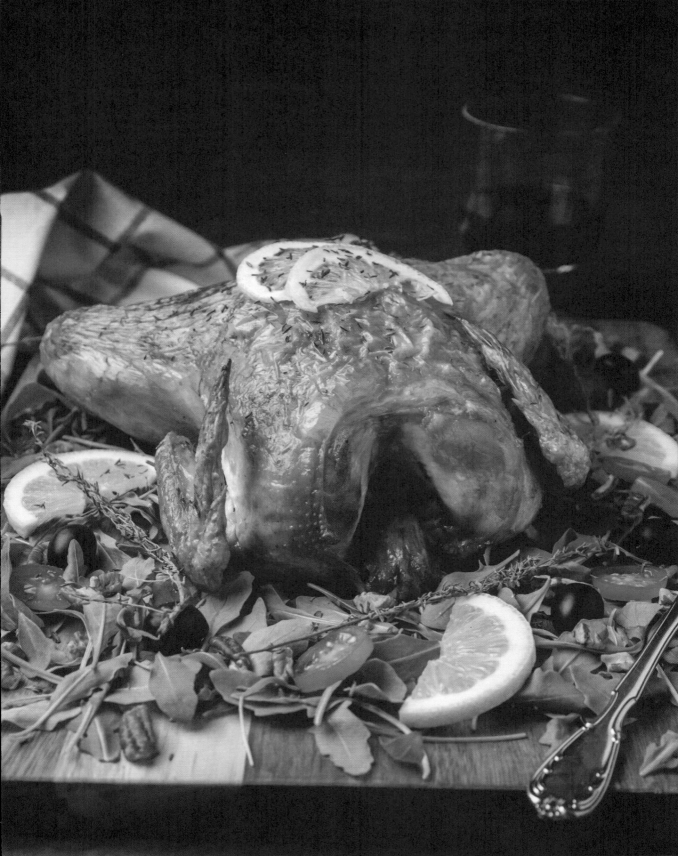

Pollo en salsa de mostaza y calabaza

25 min

2 raciones

400 g de pechugas de pollo

30 ml de aceite de oliva

100 g de calabaza

50 g de calabacín

25 g de cebolla

150 ml de leche de almendras

30 g de mostaza

sal al gusto

pimienta al gusto

Seguramente no la hayas probado antes, pero esta es otra forma de cocinar una pechuga de pollo. Si te gustan las salsas un poquito dulces, esta es tu receta.

1. Sella el pollo con el aceite en una sartén a fuego alto; es decir, fríe por ambos lados hasta que se dore, pero sin que termine de cocinarse por dentro. Resérvalo en un plato.
2. Corta todas las verduras en dados.
3. En la misma sartén en la que has sellado el pollo, añade ahora la calabaza, el calabacín y la cebolla, y sofríe a fuego medio durante 10 minutos.
4. Retira las verduras del fuego y tritúralas en un procesador de alimentos.
5. Por último, en otra sartén a fuego medio, echa las verduras trituradas, el pollo sellado, la leche de almendras, la mostaza, la sal y la pimienta. Cocina durante 15 minutos.

Para elaborar esta receta puedes usar, en vez de pollo, pechuga de pavo.

MACROS				
Receta entera:	1308,6 kcal	10,7 g de CH	91,2 g de grasas	111,2 g de proteínas
Por porción:	654,3 kcal	5,4 g de CH	45,6 g de grasas	55,6 g de proteínas

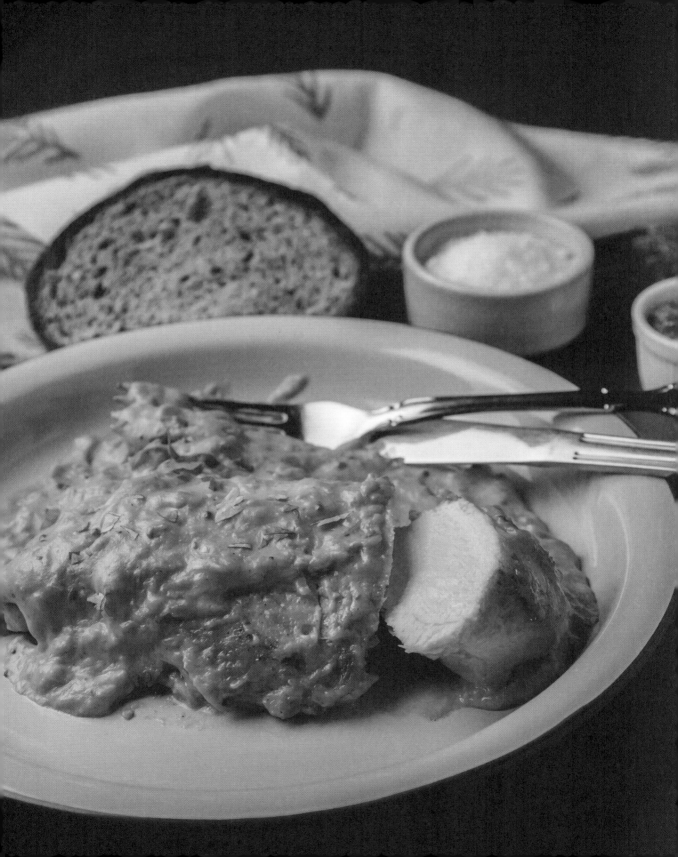

Presa ibérica en salsa espectacular de mi madre

20 min
4 raciones

500 g de presa ibérica
10 ml de aceite de oliva
ingredientes de la receta
«La salsa espectacular
de mi madre» (ver p. 192)

Esta elaboración es tan famosa en mi Instagram que se merecía estar en el libro. Creación de mi madre que, por cierto, se niega a llamarlo «chimichurri», aunque tenga parecidos innegables con esa receta. Ella proclama que es de origen mediterráneo y, claro, la Rosalía manda.

1. Sella la carne en una sartén a fuego alto; es decir, fríela por ambos lados hasta que se dore, pero sin que se haga por dentro.
2. Precalienta el horno a 190 °C.
3. Sigue las instrucciones para preparar la salsa espectacular de mi madre (ver receta p. 192).
4. Coloca la presa en una fuente de horno, cúbrela de salsa y hornea durante 10-15 minutos.

Pídele al carnicero que te prepare la presa para hornear.

MACROS				
Receta entera:	1342,1 kcal	7,5 g de CH	120,3 g de grasas	56,9 g de proteínas
Por porción:	335,5 kcal	1,9 g de CH	30,1 g de grasas	14,2 g de proteínas

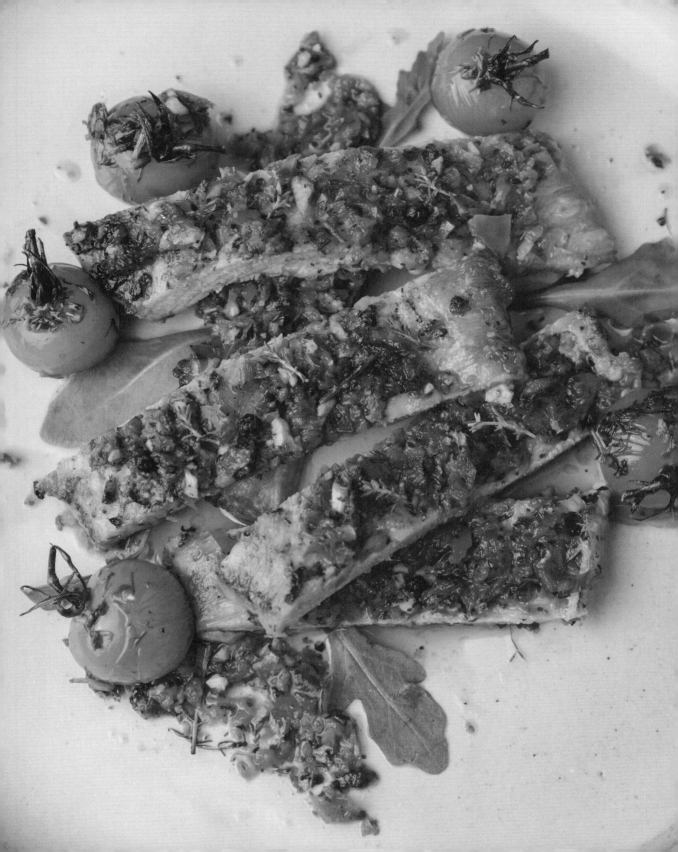

Pulpo

10 min
1 ración

20 ml de aceite de oliva
150 g de calabacín
20 g de cebolla
sal al gusto
pimienta al gusto
200 g de pulpo cocido
10 g de pimentón dulce

No podía faltar en este libro uno de los alimentos más típicos de nuestro país: el pulpo. En vez de usar patatas, que son altas en carbohidratos, vamos a usar un puré rápido de verduras que le va genial a este plato.

1. Pon el aceite a calentar en una sartén a fuego medio.
2. Corta el calabacín y la cebolla en dados, y añádelos a la sartén una vez que el aceite esté caliente. Tapa y cocina unos 10 minutos, hasta que se ablanden.
3. Cuando estén listas las verduras, ponlas en un procesador de alimentos y tritúralas con la sal y la pimienta.
4. A la hora de servir en el plato, pon el puré de verdura de base, coloca el pulpo encima, espolvorea el pimentón dulce y riega con un chorrito de aceite.

Antes de servir puedes pasar el pulpo por una sartén con aceite muy caliente, para que se dore, durante unos minutos.

	MACRO			
Receta entera:	377,5 kcal	9 g de CH	22,6 g de grasas	31,8 g de proteínas

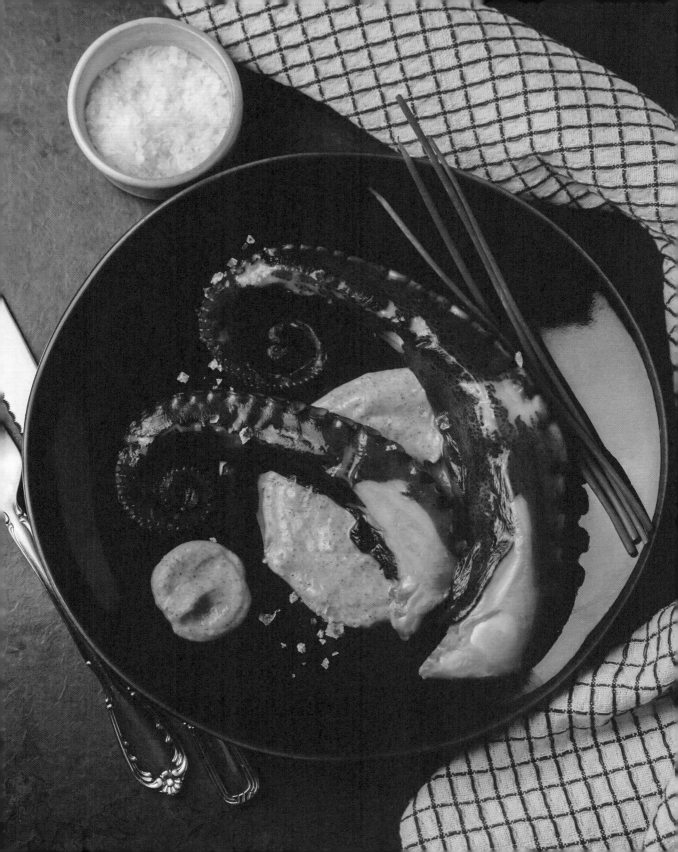

Revuelto de judías verdes con jamón

15 min
2 raciones

350 g de judías verdes
1 diente de ajo
30 ml de aceite de oliva
100 g de taquitos de jamón
2 huevos
sal al gusto
pimienta al gusto

Esta receta es muy fácil de hacer, deliciosa y puedes comerla de plato principal o de acompañamiento. Estas judías verdes tan finas pueden sustituir a una pasta cuando tengas antojo.

1. Cuece las judías durante 5 minutos en un cazo con agua a fuego alto.
2. Corta el ajo en láminas mientras pones a calentar el aceite en una sartén. Una vez que el aceite esté caliente, dora el ajo.
3. Añade las judías verdes escurridas y los tacos de jamón a la misma sartén. Cocina 5 minutos.
4. Por último, agrega los huevos, la sal y la pimienta, y deja cocinar unos 2-3 minutos más.

Las judías verdes siempre mejor si son frescas.

	MACROS			
Receta entera:	781 kcal	17,1 g de CH	54,7 g de grasas	50,5 g de proteínas
Por porción:	390,5 kcal	8,5 g de CH	27,3 g de grasas	25,2 g de proteínas

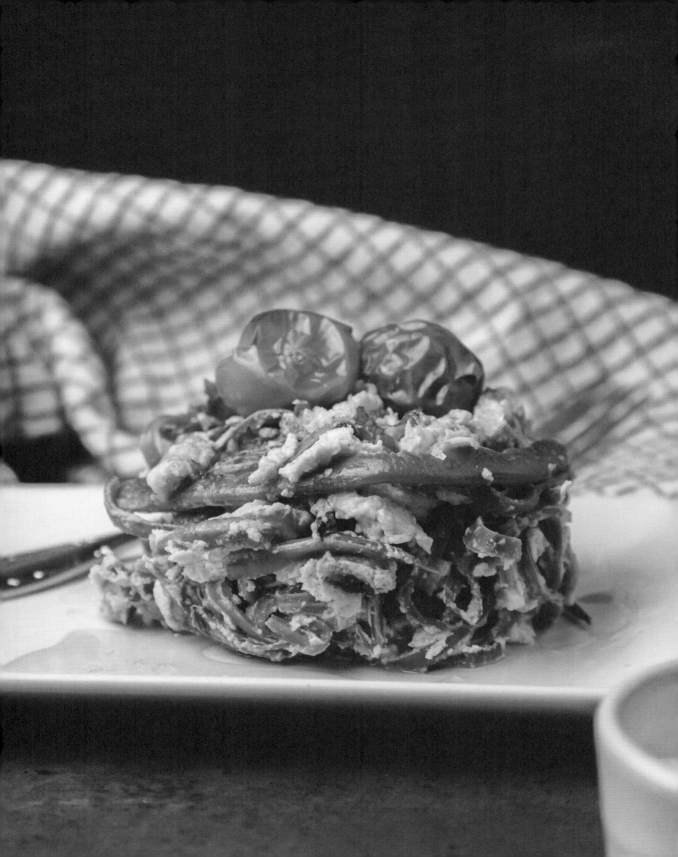

Solomillo en salsa de vino tinto y frutos del bosque

10 min
3 raciones

50 ml de aceite de oliva

500 g de solomillo

2 dientes de ajo

150 g de cebolla roja

100 ml de agua

100 ml de vino tinto

40 g de moras

40 g de arándanos

½ cucharadita de tomillo

½ cucharadita de romero

sal al gusto

pimienta al gusto

No hace falta ir al restaurante para comer un plato que te haga sentir especial. A mí esta receta me encanta y debería hacerla más a menudo porque siempre tiene un éxito rotundo.

1. Pon el aceite a calentar en una sartén a fuego alto. Añade el solomillo cortado en dados y el ajo. Dora unos minutos la carne por cada lado y reserva.
2. En la misma sartén, dora ahora a fuego medio la cebolla hasta que se ablande.
3. Incorpora el agua, el vino, las moras, los arándanos, las especias, la sal y la pimienta.
4. Por último, agrega de nuevo el solomillo y cocina durante unos 5 minutos, hasta que la salsa espese.

En vez de vino tinto, puedes usar también vino blanco.

MACROS				
Receta entera:	1115,1 kcal	20,5 g de CH	70,5 g de grasas	57,5 g de proteínas
Por porción:	371,7 kcal	6,8 g de CH	23,5 g de grasas	19,2 g de proteínas

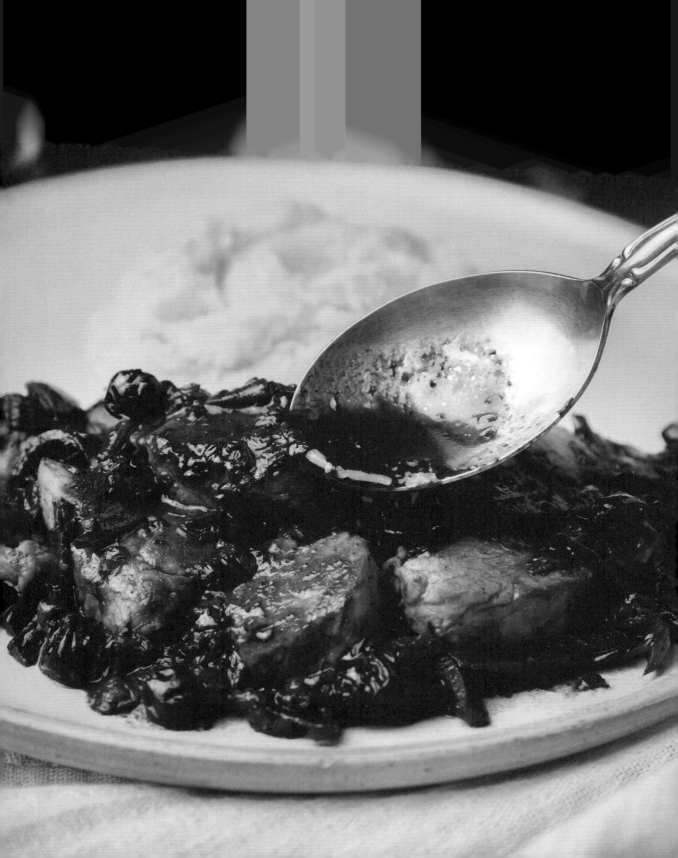

Sopa
de albóndigas

**35 min con el caldo
ya hecho
3 raciones**

750 ml de caldo de huesos
(ver p. 184)
400 g de carne picada
100 g de cortezas de cerdo
1 huevo
10 g de perejil
sal al gusto
pimienta al gusto

*Las sopas sin fideos me aburren, por lo que incluir albóndigas
me devolvió el amor que sentía hacia ellas. Esta receta gana
en sabor cuando la dejas reposar, así que te recomiendo
que hagas suficiente para varios días. ¡Te sorprenderá!*

1. Sigue las instrucciones para preparar el caldo de huesos (ver receta p. 184) y toma 750 ml.
2. Mezcla la carne picada, las cortezas previamente ralladas, el huevo, el perejil, la sal y la pimienta, y, con las manos, forma albóndigas.
3. Calienta a temperatura media-alta el caldo y, cuando esté hirviendo, añade las albóndigas. Cocina durante 30 minutos.

No hagas las albóndigas demasiado grandes y así será más cómodo a la hora de servir y comer.

	MACROS			
Receta entera:	1066 kcal	0,9 g de CH	52,2 g de grasas	146,5 g de proteínas
Por porción:	533 kcal	0,5 g de CH	26,1 g de grasas	73,3 g de proteínas

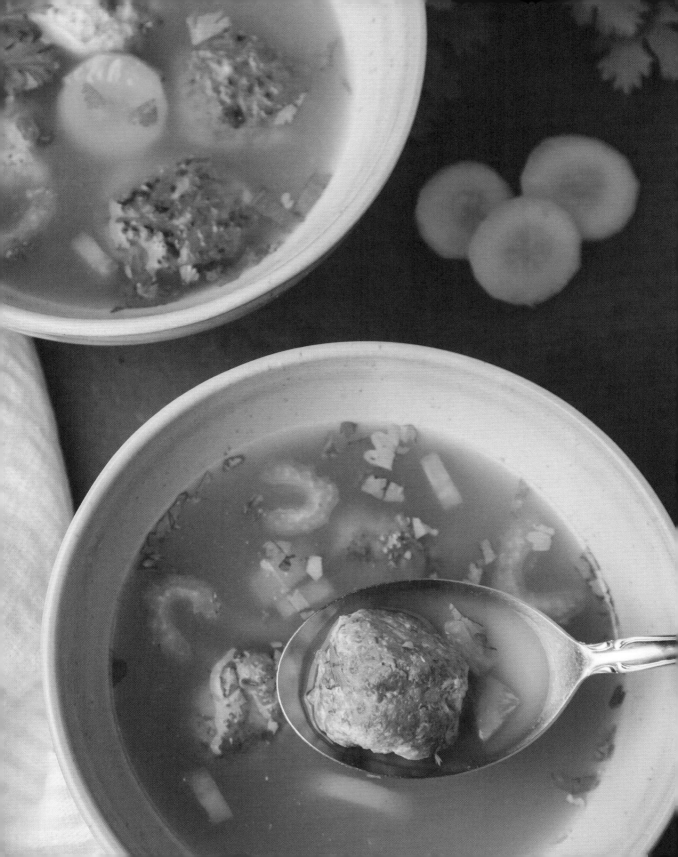

Souvlaki

10 min
3 raciones

400 g de filetes de cerdo

10 g de orégano

3 dientes de ajo

50 ml de zumo de limón

sal al gusto

pimienta al gusto

25 ml de aceite de oliva

El secreto de estas brochetas está en los ingredientes que acompañan a la carne y le dan sabor. Cuanto más tiempo las dejes reposar, más ricas estarán.

1. Corta el cerdo en dados y ponlo en un bol junto con el orégano, el ajo, el zumo de limón, la sal y la pimienta. Deja reposar al menos 5 minutos.
2. Pon el aceite a calentar en una sartén a fuego alto.
3. Ensarta la carne especiada en pinchos de madera y fríela en la sartén una vez que el aceite esté caliente.

Para conseguir un sabor más intenso, deja reposar la carne con las especias y el limón varias horas en la nevera.

MACROS				
Receta entera:	552 kcal	3,4 g de CH	41,1 g de grasas	44,2 g de proteínas
Por porción:	92 kcal	0,6 g de CH	6,9 g de grasas	7,4 g de proteínas

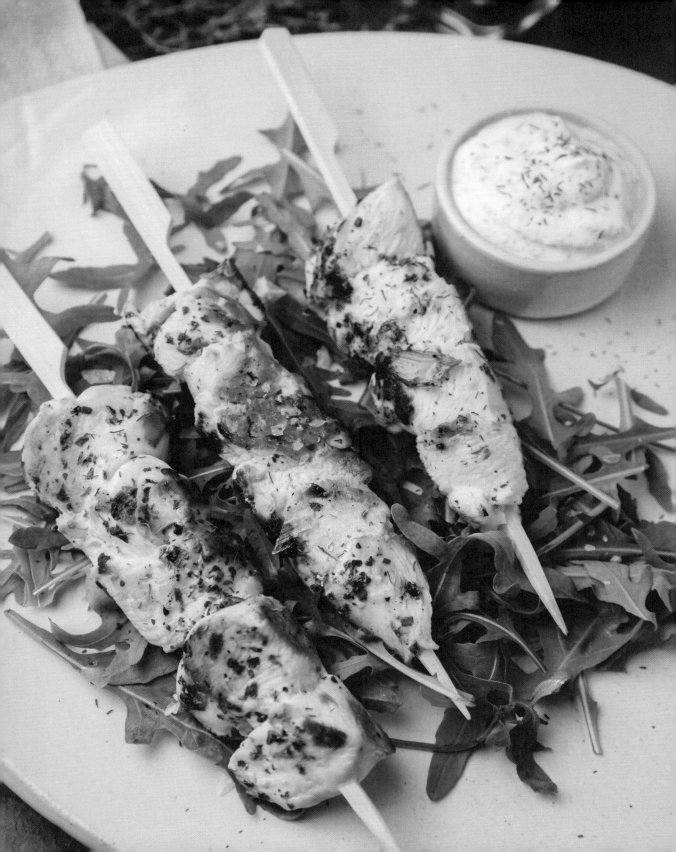

Tomates rellenos

35 min
2 raciones

25 ml de aceite de oliva

350 g de tomate

150 g de champiñones

20 g de apio

20 g de almendras

20 ml de vino blanco (opcional)

sal al gusto

pimienta al gusto

En un restaurante vegetariano probé una receta muy parecida. No estaba muy segura de que los champiñones pudieran sustituir a la carne picada que suelen llevar los tomates rellenos, pero me llevé una grata sorpresa y me comí mis palabras (¡y los tomates también!).

1. Precalienta el horno a 200 ºC.
2. Pon el aceite a calentar en una sartén a fuego medio-alto.
3. Con un cuchillo, corta la parte superior de los tomates y vacíalos por dentro. Reserva la pulpa.
4. Corta los champiñones y el apio en dados, y trocea las almendras. Añádelos a la sartén con el aceite caliente y saltea. Una vez que las setas estén blandas, agrega la pulpa del tomate y sofríe durante 5 minutos.
5. Incorpora entonces el vino, la sal y la pimienta, y cocina otros 3 minutos.
6. Rellena los tomates con la mezcla y hornea 20 minutos.

Puedes añadir carne y queso, si quieres, para aumentar la cantidad de grasas.

MACROS				
Receta entera:	467,6 kcal	10,7 g de CH	37,9 g de grasas	10,1 g de proteínas
Por porción:	233,8 kcal	5,3 g de CH	18,9 g de grasas	5,1 g de proteínas

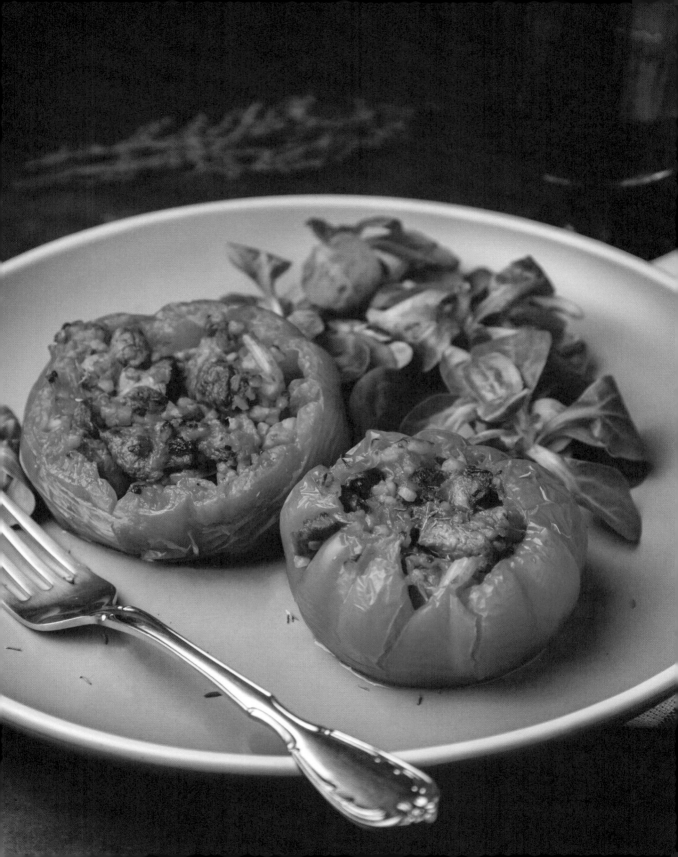

Trinxat

45 min
2 raciones

300 g de col
300 g de coliflor
100 g de beicon o panceta
2 dientes de ajo
sal al gusto
pimienta al gusto
30 ml de aceite de oliva

Le tengo especial cariño a este plato porque, cuando empecé a escribir este libro y expliqué en Instagram el concepto de las recetas que iba a incluir, pedí a mis seguidores que me sugiriesen elaboraciones para adaptarlas a la dieta keto y esta fue una de las más pedidas.

1. Pon agua a calentar en una olla grande. Cuando llegue a ebullición, incorpora la col y la coliflor. Cuece unos 20-30 minutos, hasta que las verduras estén blandas, y, una vez cocidas, escúrrelas y retira así toda el agua.
2. Con un procesador de alimentos o tenedor, tritura las verduras hasta obtener un puré cremoso.
3. Ahora corta el beicon y los ajos en láminas finas y luego añádelos en una sartén a fuego medio-alto con el aceite. Una vez que estén crujientes, agrega el puré y sofríe unos minutos.
4. Salpimienta al gusto.

Puedes sustituir la col y la coliflor por col lombarda, brócoli o romanesco.

MACROS				
Receta entera:	720,5 kcal	14,8 g de CH	56,9 g de grasas	26,8 g de proteínas
Por porción:	360,2 kcal	7,4 g de CH	28,5 g de grasas	13,4 g de proteínas

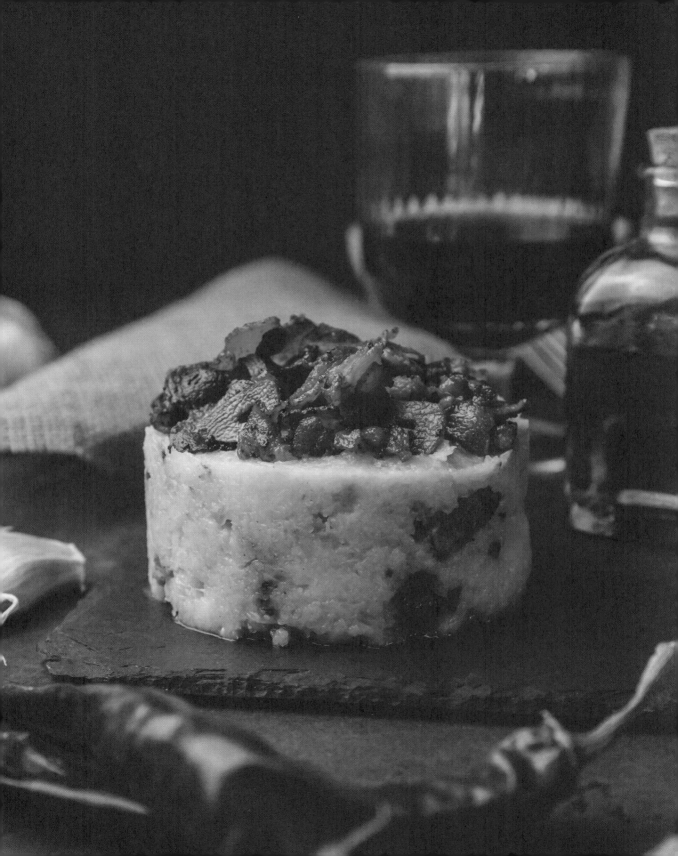

Tulipas de parmesano con ensalada

10 min
4 tulipas

200 g de queso parmesano
    rallado
ingredientes de la receta
    «Julianas de pollo» (ver p. 82)
100 g de espinacas
aceite de oliva al gusto
vinagre al gusto
sal al gusto

¡Es maravilloso cuando una receta está tan rica que incluso te comes el bol en el que viene servida!

1. Precalienta el horno a 170 °C y forra una bandeja de horno con papel de hornear.
2. Divide el parmesano rallado en cuatro partes iguales y colócalas en la bandeja dándoles forma de discos de 15 cm. Hornea 10 minutos.
3. Despega los discos del papel y ponlos sobre vasos o cuencos para que cojan forma de tulipas. Déjalos enfriar.
4. Sigue las instrucciones para preparar las julianas de pollo (ver receta p. 82).
5. Utilizando las tulipas como boles, rellénalas con el pollo y las espinacas, alíñalas y salpimiéntalas al gusto.

Puedes hacer esta receta en una sartén echando una parte del parmesano y cocinándolo a fuego medio.

MACROS				
Receta entera:	776 kcal	0 g de CH	56 g de grasas	66 g de proteínas
Por porción:	194 kcal	0 g de CH	14 g de grasas	16,5 g de proteínas

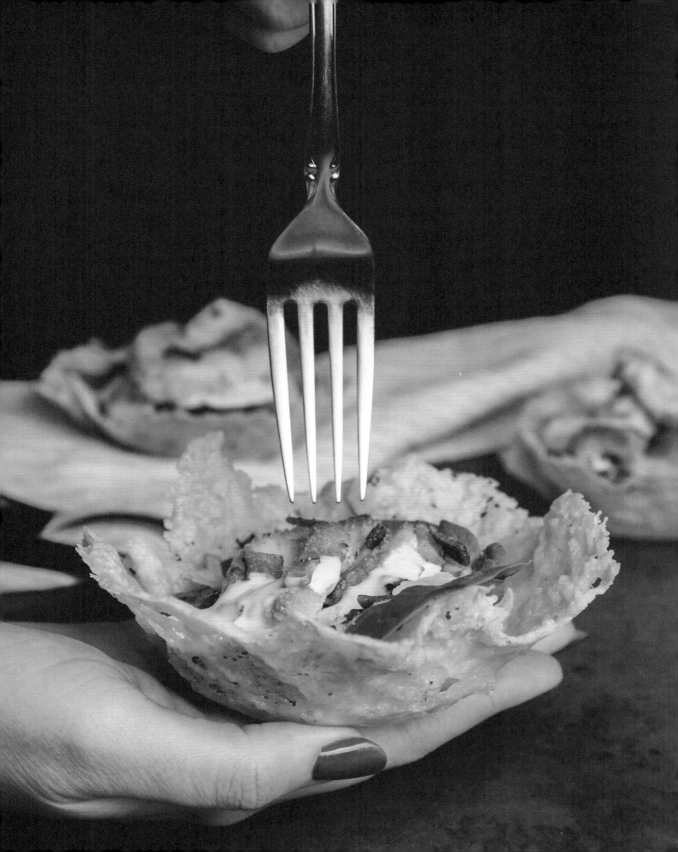

Tumbet

35 min
4 raciones

30 ml de aceite para freír
300 g de calabacín
50 g de pimiento rojo
100 g de pimiento verde
50 g de cebolla
300 g de berenjena
ingredientes de la receta «Salsa
    de tomate» (ver p. 202)
sal al gusto
orégano al gusto

El tumbet es otra de las recetas que me sugirieron mis seguidores de Instagram para este libro. Si no lo conoces, es un plato de hortalizas de temporada muy típico de Mallorca.

1. Calienta abundante aceite en una sartén a fuego medio-alto.
2. Corta el calabacín en rodajas y fríelo cuando el aceite esté caliente. Una vez que se dore, retíralo de la sartén y deja escurrir.
3. A continuación, corta en tiras el pimiento rojo, el pimiento verde y la cebolla, y fríelos también en la sartén. Retira y deja escurrir de nuevo el aceite.
4. Después, corta la berenjena en tiras y fríela hasta que esté blanda; una vez más, retira de la sartén y deja que escurra el aceite.
5. Sigue las instrucciones para preparar la salsa de tomate (ver receta p. 202).
6. En una fuente de horno o barro, extiende una fina capa de salsa y las verduras fritas y escurridas. Salpimienta al gusto.
7. Precalienta el horno a 220 °C, introduce la fuente con las verduras y gratina 5 minutos.

La receta tradicional lleva patata, pero como esta es alta en carbohidratos puedes sustituirla por apionabo o coliflor.

MACROS

Receta entera:	322,4 kcal	33,4 g de CH	12,4 g de grasas	10,3 g de proteínas
Por porción:	80,6 kcal	8,4 g de CH	3,1 g de grasas	2,6 g de proteínas

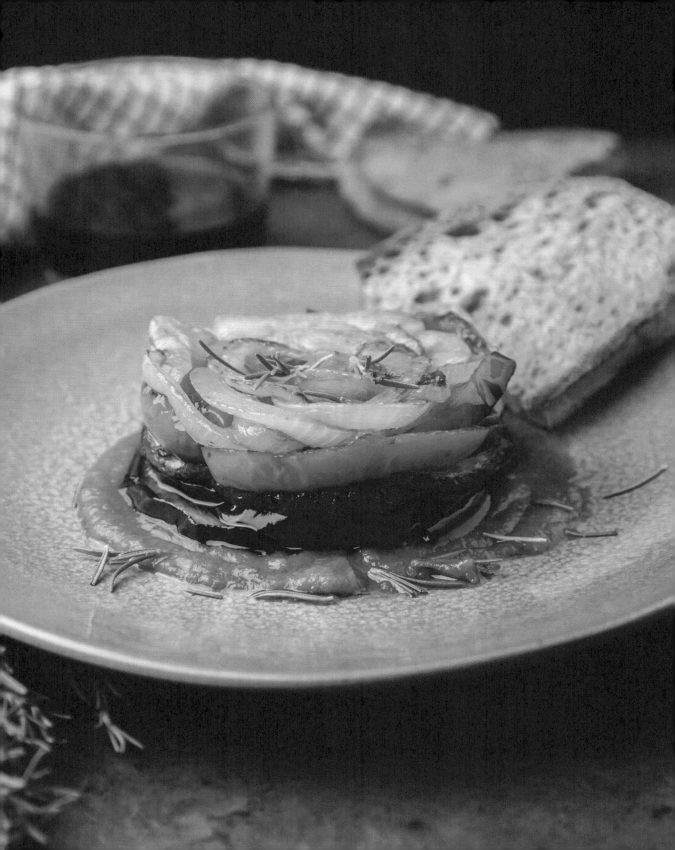

Zarzuela de pescado

45 min

2 raciones

30 ml de aceite de oliva

150 g de pimiento verde

75 g de cebolla

1 diente de ajo

1 tomate maduro

1 filete de merluza

15 g de harina de almendras

1 l de agua o caldo de pescado

10 mejillones enteros cocidos

5 gambas enteras con cáscara

100 g de almejas

½ cucharadita de azafrán

1 hoja de laurel

sal al gusto

pimienta al gusto

La zarzuela es una sopa típica del norte de España y está hecha con pescado y marisco.

1. En una olla a fuego medio, pon el aceite a calentar.
2. Corta el pimiento, la cebolla y el ajo en dados, y sofríelos en una sartén 5 minutos, hasta que estén blandos. Luego pela el tomate y agrégalo, y deja cocinar unos 20 minutos a fuego medio.
3. Mientras se terminan de hacer las verduras, pon un poco de aceite a calentar en otra sartén más pequeña. Empana la merluza con harina de almendras y dórala.
4. Incorpora en la olla el caldo del pescado, los mejillones, las gambas, las almejas, las verduras, el azafrán, el laurel, la merluza empanada, la sal y la pimienta. Deja cocinar 15 minutos a fuego medio.

Puedes añadir más caldo si lo ves necesario.

MACROS				
Receta entera:	567,5 kcal	12,3 g de CH	42,5 g de grasas	32,5 g de proteínas
Por porción:	283,8 kcal	6,2 g de CH	21,2 g de grasas	16,2 g de proteínas

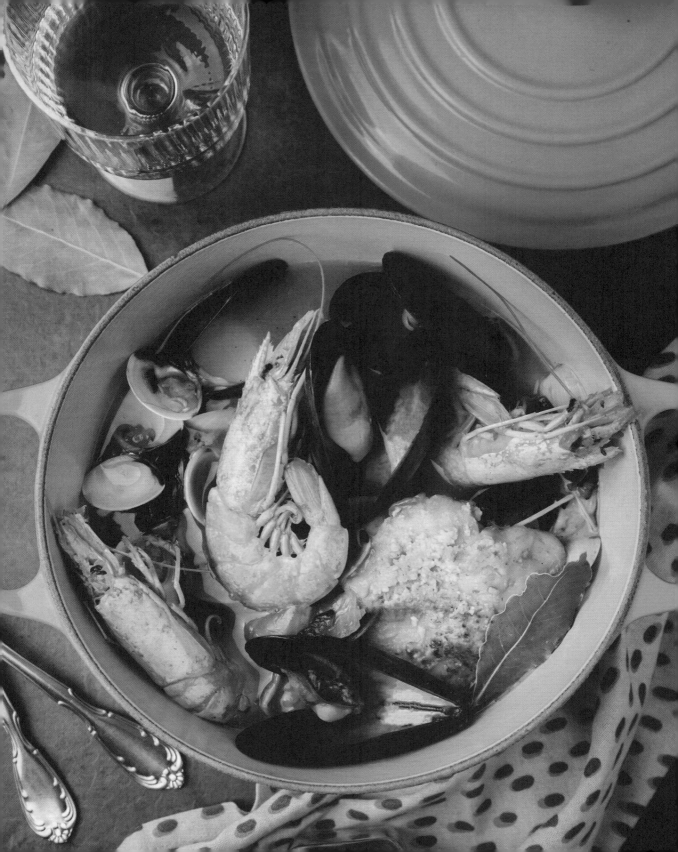

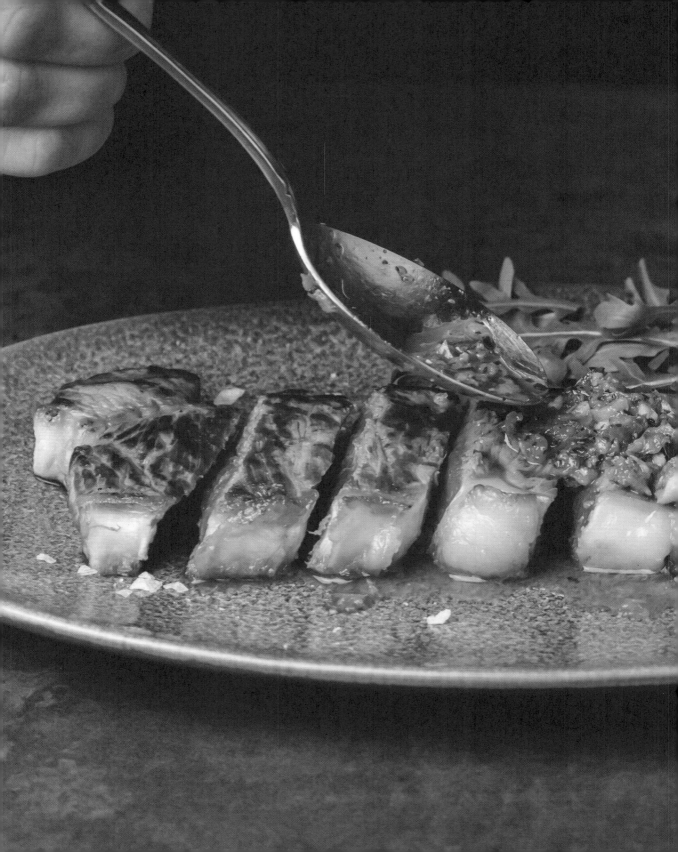

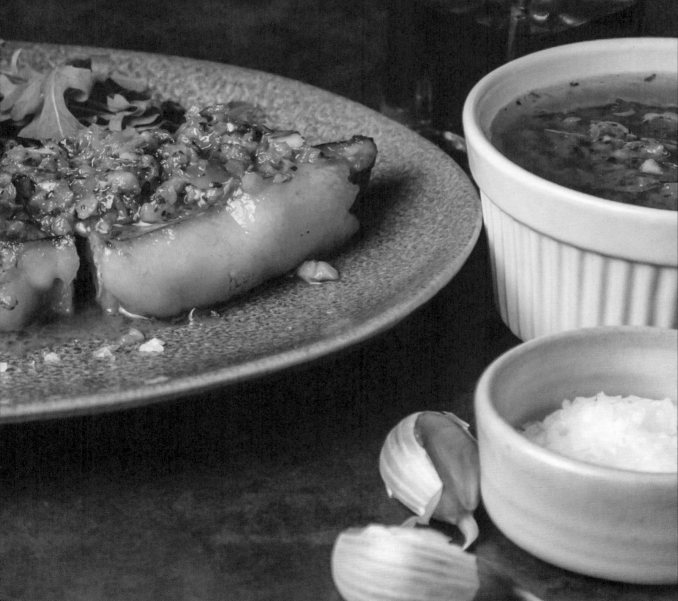

SALSAS Y ACOMPAÑAMIENTOS

Arroz de coliflor

5 min

2 raciones

300 g de coliflor

10 g de perejil fresco

25 g de almendras tostadas

25 ml de aceite de oliva

20 ml de zumo de limón

½ cucharadita de ajo en polvo

½ cucharadita de cayena molida

El arroz de coliflor es una de las alternativas al arroz más usadas en el mundo keto, ya que es una verdura muy baja en carbohidratos (3 g de carbohidratos netos por cada 100 g), se cocina rápidamente y es muy nutritiva.

1. Con la ayuda de un procesador de alimentos, corta la coliflor en forma de grano de arroz.
2. A continuación, pica también el perejil y las almendras.
3. Pon a calentar un chorrito de aceite de oliva en una sartén a fuego medio. Una vez que esté caliente, añade la coliflor, las almendras y el perejil picados, el limón, el ajo en polvo y la cayena. Saltea durante 3-4 minutos.

La manera más común para que la coliflor coja forma de grano de arroz es usando un procesador de alimentos, pero también puedes utilizar un rallador o un cuchillo.

Cuando saltees la coliflor, ten cuidado, porque es fácil que se ablande y pierda la textura que estamos buscando.

No te voy a mentir: si cocinas la verdura solo con aceite, sabe a coliflor. Por eso yo prefiero darle siempre un toque especial con condimentos. Mi mezcla mediterránea favorita es justo la que te propongo en esta receta.

MACROS				
Receta entera:	441,9 kcal	12 g de CH	39,8 g de grasas	11,1 g de proteínas
Por porción:	221 kcal	6 g de CH	19,9 g de grasas	5,5 g de proteínas

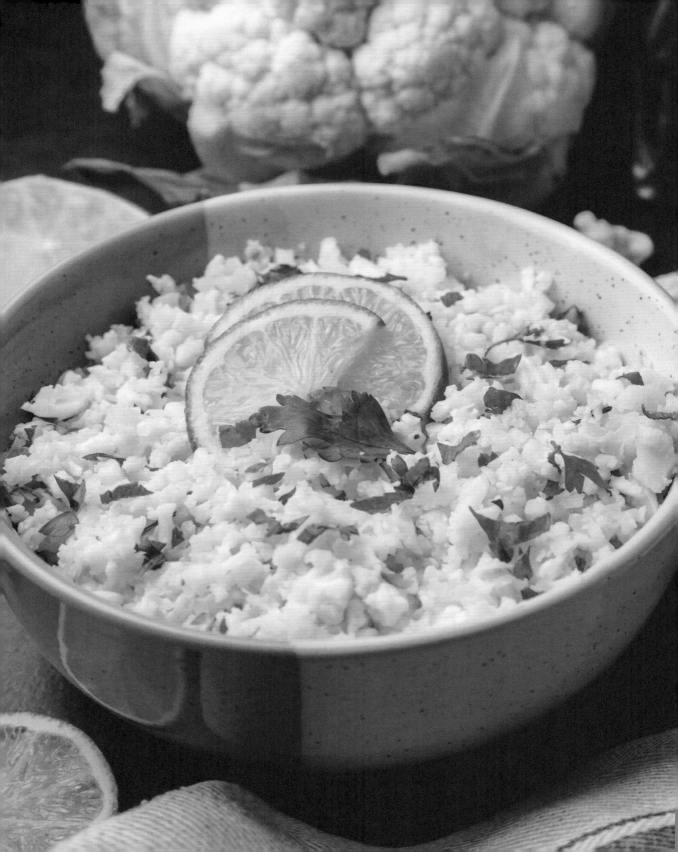

Calabaza a la crema

45 min
2 raciones

375 g de calabaza

100 ml de nata líquida

½ cucharadita de nuez moscada

50 g de queso mozzarella

sal al gusto

pimienta al gusto

queso rallado al gusto

Cuando llega el frío, la calabaza es mi verdura favorita. Tiene un toque dulce al asarla que te va a encantar.

1. Precalienta el horno a 180 °C.
2. Corta la calabaza en rodajas finas y colócala en una fuente para hornear.
3. Combina en un bol la nata, la nuez moscada, la sal y la pimienta. Vierte la mezcla encima de las rodajas de calabaza.
4. Cubre la fuente con papel de aluminio y hornea durante 25 minutos.
5. Retira el papel de aluminio y esparce por encima queso rallado. Hornea 5 minutos más.

Para rebajar la cantidad de carbohidratos, puedes elaborar esta misma receta con berenjena o coliflor en vez de calabaza.

MACROS				
Receta entera:	573 kcal	27,9 g de CH	45,9 g de grasas	16,8 g de proteínas
Por porción:	191 kcal	9,3 g de CH	15,3 g de grasas	5,6 g de proteínas

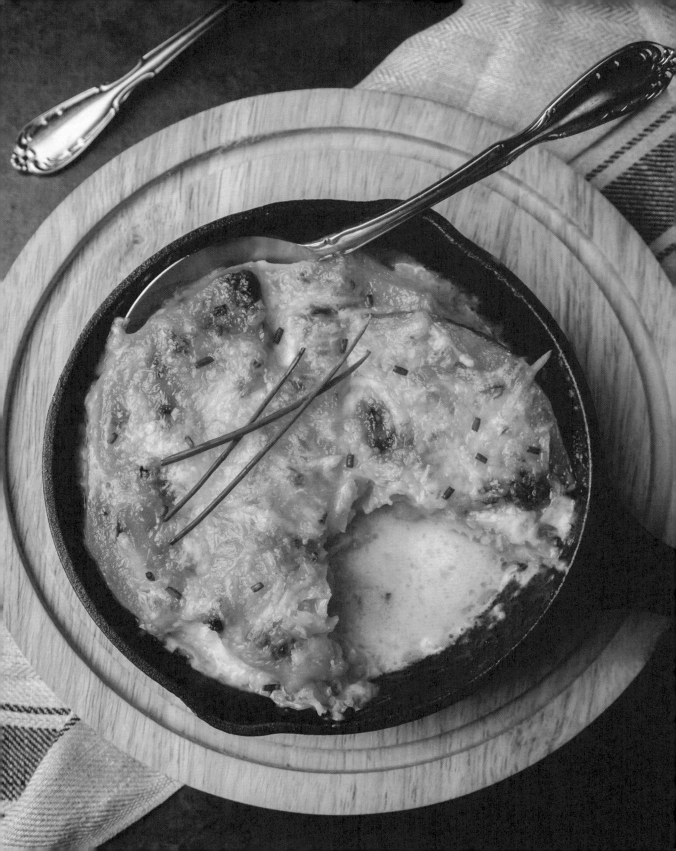

Caldo sin olla exprés

2 h y 30 min
6 raciones

100 g de zanahorias

300 g de apio

2 dientes de ajo

1,5 l de agua

1 carcasa de pollo

1 hueso de jamón

1 hoja de laurel

sal al gusto

Los caldos de huesos son un básico de la dieta keto. Los puedes tomar si haces ayuno intermitente, aunque yo los uso de acompañamiento o como bebida. El caldo de huesos casero es una fuente increíble de colágeno, ayuda a sanar el intestino y favorece la digestión.

1. Pela las zanahorias, el apio y el ajo, y córtalos en cuartos.
2. Añade el agua, la carcasa de pollo, el hueso de jamón, las verduras cortadas, la hoja de laurel y la sal en un cazo grande.
3. Cocina durante 1 hora y 30 minutos. Elimina la espuma de la superficie de vez en cuando.
4. Transcurrido este tiempo, tapa el cazo casi por completo, dejando un resquicio para que salga el vapor, y cocina 1 hora más.
5. Por último, retira las verduras y los huesos del caldo.

Si tienes olla exprés, puedes meter todos los ingredientes y cocinarlos 25 minutos a presión.

MACROS

Los macros del caldo sin las verduras son prácticamente imposibles de sacar de forma manual. Calcula aproximadamente 1-2 g de carbohidratos por cada 100 g de caldo.

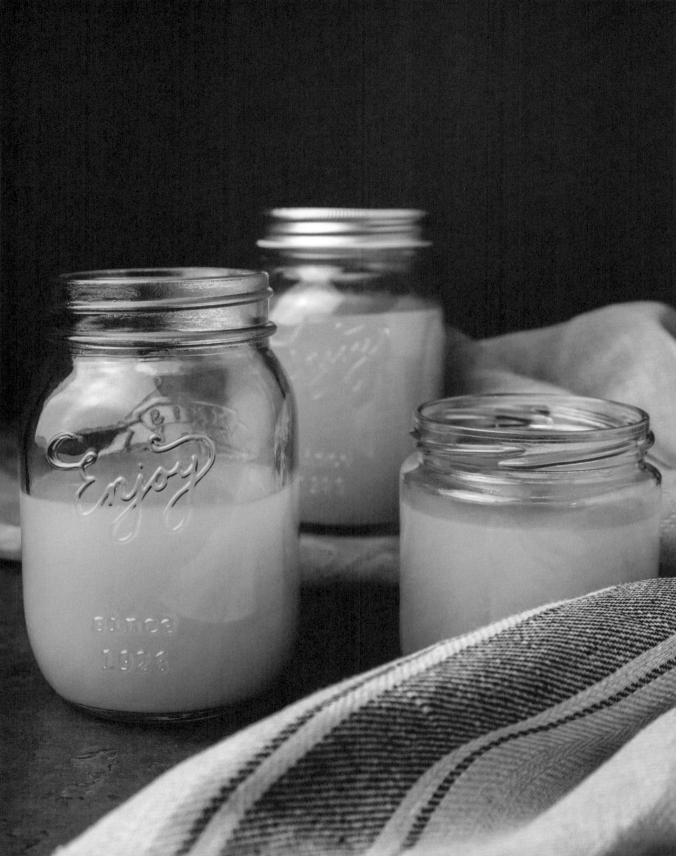

Cuscús

5 min
3 raciones

100 g de pimiento rojo

100 g de calabacín

350 g de coliflor

25 ml de aceite de oliva

sal al gusto

pimienta al gusto

75 g de tomate de cualquier tipo
   (maduro, pera, rosa...)

100 g de queso feta

10 g de cilantro

Este cuscús de coliflor es una alternativa al arroz de coliflor de toda la vida e incorpora más verduras que aportan mucho sabor. Es el acompañamiento que más me gusta para la carne.

1. Corta el pimiento y el calabacín en dados.
2. Tritura la coliflor en un procesador de alimentos hasta que quede del tamaño de granos de arroz.
3. Pon a calentar el aceite de oliva en una sartén a fuego medio. Saltea el pimiento, el calabacín y la coliflor durante 4 minutos, y salpimienta al gusto.
4. Sirve el cuscús acompañado del tomate y el queso feta cortado en dados, y espolvorea cilantro troceado por encima.

Para el sabor es importante que la verdura sea fresca.

MACROS				
Receta entera:	646 kcal	19,1 g de CH	49,9 g de grasas	25,1 g de proteínas
Por porción:	215,3 kcal	6,4 g de CH	16,6 g de grasas	8,4 g de proteínas

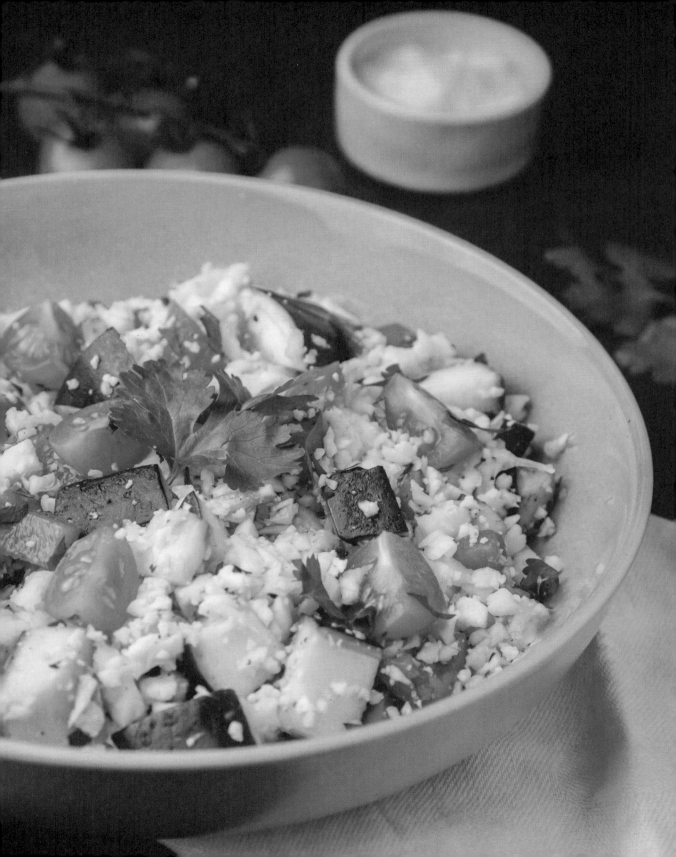

Escalivada

20 min
2-3 raciones

150 g de pimiento verde
   (1 pimiento pequeño)
150 g de pimento rojo
   (1 pimiento pequeño)
150 g de berenjena
   (1 berenjena pequeña)
50 g de cebolla
50 ml de aceite de oliva
100 g de tomate de cualquier tipo
   (maduro, pera, rosa...)
sal al gusto

Mi hermano mayor está casado con una maravillosa mujer catalana que me ha enseñado muchas cosas de su tierra desde pequeña, entre ellas, esta receta de verduras asadas.. Te aseguro que no volverás a comprarlas en bote jamás.

1. Precalienta el horno a 190 °C.
2. En una bandeja de horno, coloca los pimientos, la berenjena y la cebolla enteros, y úntalos con el aceite.
3. Mete en el horno y hornea durante 1 hora y 15 minutos, o 1 hora y 30 minutos máximo. A los 40 minutos de haber empezado el horneado, introduce el tomate en la misma fuente.
4. Una vez asadas, saca las verduras del horno, pélalas y córtalas en tiras.
5. A la hora de servir, alíñalas con un poco de aceite y sal al gusto.

También puedes usar estas verduras para hacer los dips del apartado de aperitivos, como el baba ganoush.

	MACROS			
Receta entera:	144,5 kcal	20,8 g de CH	1,1 g de grasas	5,3 g de proteínas
Por porción:	48,2 kcal	6,9 g de CH	0,4 g de grasas	1,8 g de proteínas

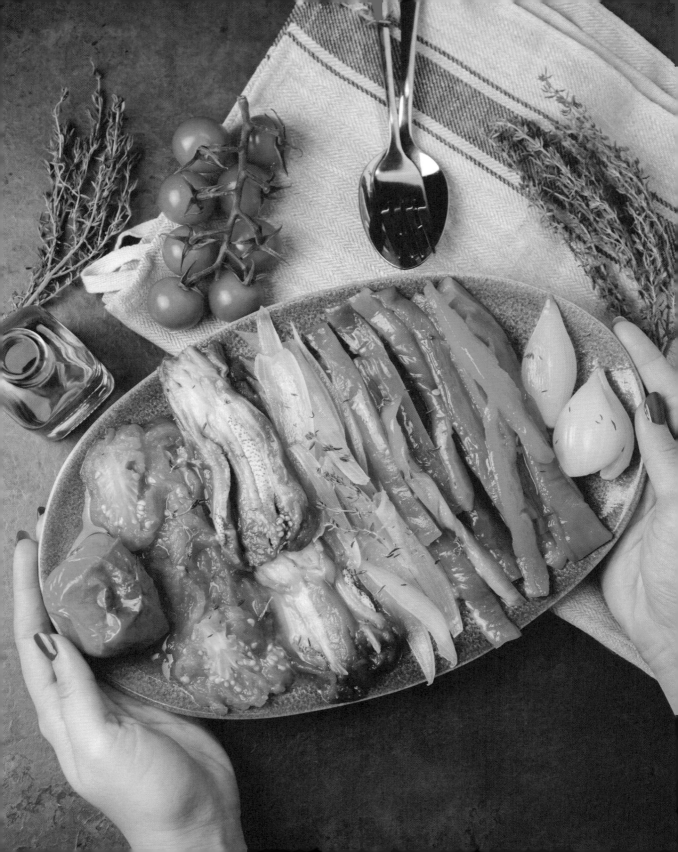

Judías verdes con chorizo

15 min
2 raciones

300 g de judías verdes
125 g de chorizo
sal al gusto
pimienta al gusto

A mí me encanta la pasta, pero es muy alta en carbohidratos. Siempre intento que las verduras que uso para sustituirla tengan una textura parecida. Las judías verdes frescas son tiernas por dentro y crujientes por fuera, por lo que son de mis opciones favoritas.

1. Si las has comprado frescas, lava las judías y córtales las puntas. En el caso de haberlas comprado envasadas o congeladas, sigue las instrucciones que indica el fabricante en el envase.
2. Corta el chorizo en rodajas y fríelo en una sartén a fuego medio sin aceite. El chorizo soltará la grasa suficiente para cocinar las judías.
3. Una vez que el chorizo se dore, incorpora las judías a la sartén y salpimienta al gusto. Deja que se cocine durante 10 minutos.

Para preparar esta receta compro un tipo de judía verde fresca en concreto, llamada «judía garrafal plana».

Parto las judías con un cortador especial para judías verdes y quedan como espaguetis.

MACROS				
Receta entera:	661,8 kcal	14,1 g de CH	48,2 g de grasas	35,5 g de proteínas
Por porción:	330,9 kcal	7 g de CH	24,1 g de grasas	17,7 g de proteínas

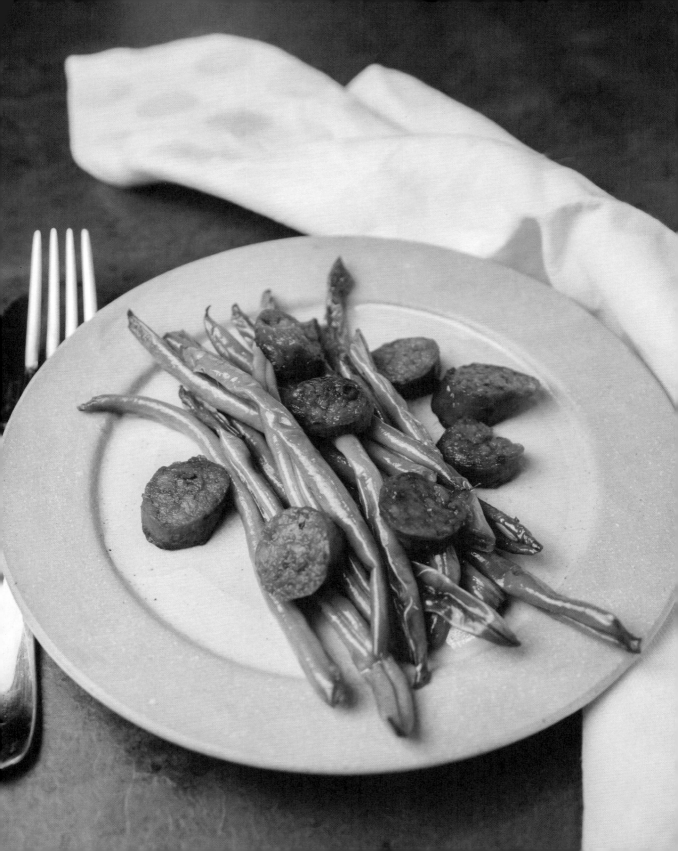

La espectacular salsa de mi madre

5 min

6 raciones

2 dientes de ajo

2 hojas de laurel

1 cayena

20 g de orégano seco

20 g de comino

70 g de pimiento rojo

70 g de pimiento verde

100 ml de aceite de oliva

20 ml de vinagre de Jerez

sal al gusto

6 g de pimienta en grano

Esta receta viene con dueña: mi madre, Rosalía. Y también con historia: desde que tengo uso de razón, mi madre elabora su propia versión de la salsa argentina chimichurri, pero dándole un toque de su huerto. ¿Por qué se llama «salsa espectacular»? Porque es espectacular, así de sencillo, y combina con absolutamente todo, desde carnes hasta verduras.

1. Tritura todos los ingredientes en un procesador de alimentos.
2. Sirve junto a la carne del plato principal.

Esta salsa coge sabor con el tiempo, así que puedes dejarla macerar en la nevera durante meses y seguirá igual de rica. Para almacenarla durante largos periodos, introdúcela en un bote de cristal y asegúrate de que los ingredientes estén cubiertos por un dedo de aceite.

	MACROS			
Receta entera:	947,1 kcal	7,5 g de CH	100,3 g de grasas	1,9 g de proteínas
Por porción:	157,9 kcal	1,3 g de CH	16,7 g de grasas	0,3 g de proteínas

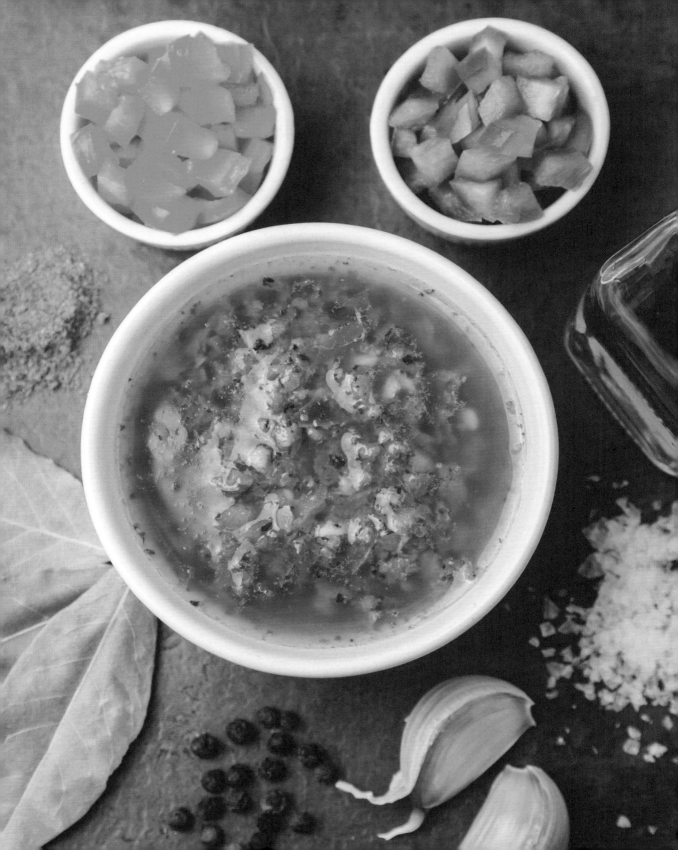

Mayonesa

5 min
6 raciones

1 huevo
1 diente de ajo
30 ml de zumo de limón
150 ml de aceite de oliva suave
sal al gusto

La primera receta que aprendí y que hago yo en mi casa desde los ocho años. Mi madre me hacía recitarla de memoria: un huevo, un diente de ajo, el zumo de medio limón y media cucharadita de sal. Al ser una receta tan sencilla, en mi casa nunca hay mayonesa de bote.

1. Añade el huevo, el diente de ajo, el zumo de limón, la mitad del aceite de oliva y la sal en el vaso de una batidora de mano. Introduce en él la batidora.
2. Enciende la batidora, pero no la muevas hasta que la mezcla de todos los ingredientes esté emulsionada.
3. Una vez emulsionada, incorpora el resto del aceite y levanta la batidora al tiempo que sigues batiendo hasta que la salsa se espese.
4. Sirve en un bol.

Al llevar tantos ingredientes frescos, esta receta dura en la nevera 3 o 4 días como máximo.

MACROS				
Receta entera:	1436,6 kcal	3 g de CH	155,5 g de grasas	6,6 g de proteínas
Por porción:	239,4 kcal	0,5 g de CH	25,9 g de grasas	1,1 g de proteínas

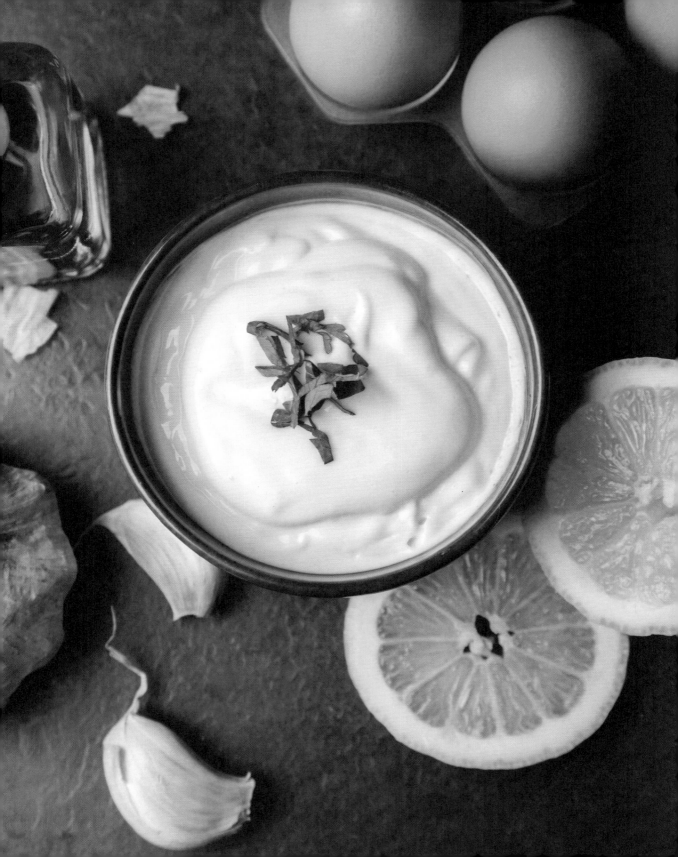

Pesto

5 min
6 raciones

100 g de albahaca
35 g de almendras
100 g de queso parmesano
1 diente de ajo
100 ml de aceite de oliva
sal al gusto

Gracias a esta receta no volverás a comprar pesto de bote en la vida. Además, si lo preparas tú, te aseguras de que no lleva azúcares añadidos o conservantes.

1. Introduce todos los ingredientes en el vaso de una batidora y bátelos hasta conseguir la textura que desees.
2. Conserva el pesto en la nevera en un bote de cristal.

Puedes cambiar las almendras por cualquier otro fruto seco; por ejemplo, piñones.

	MACROS			
Receta entera:	1505 kcal	4,3 g de CH	147,9 g de grasas	43,2 g de proteínas
Por porción:	250,8 kcal	0,7 g de CH	24,6 g de grasas	7,2 g de proteínas

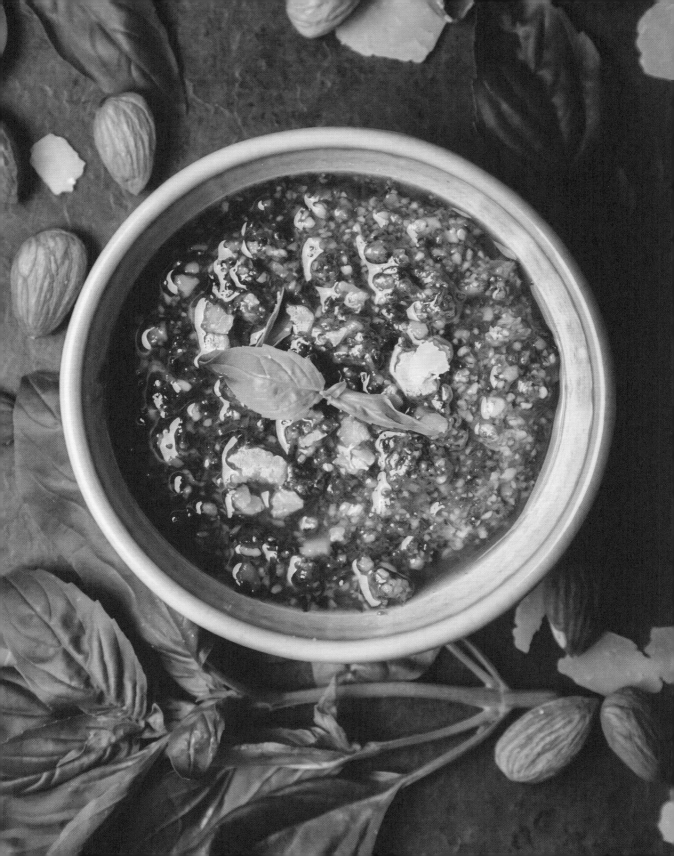

Puré de brócoli

15 min
2 raciones

300 g de brócoli
50 ml de leche de almendras
sal al gusto
pimienta al gusto

¡No todos los purés iban a ser de coliflor! Muy seriamente te digo que debes probar esta versión con brócoli, sobre todo con la variedad romanesco, que tiene un sabor mucho más suave que el original.

1. Cubre ¾ partes de una olla con agua y llévala a ebullición.
2. Corta el brócoli en trozos pequeños e incorpóralos a la olla. Deja cocer durante 10 minutos.
3. Una vez cocido, escurre toda el agua e introduce el brócoli en un procesador de alimentos junto con la leche de almendras, sal y pimienta.
4. Sirve en un bol.

Puedes sustituir la leche de almendras por leche, nata o mantequilla.

También puedes cocinar el brócoli al vapor o en el microondas, pero asegúrate de que esté bien blandito antes de introducirlo en el procesador de alimentos.

	MACROS			
Receta entera:	108,5 kcal	13,3 g de CH	1,8 g de grasas	8,7 g de proteínas
Por porción:	54,2 kcal	6,6 g de CH	0,9 g de grasas	4,3 g de proteínas

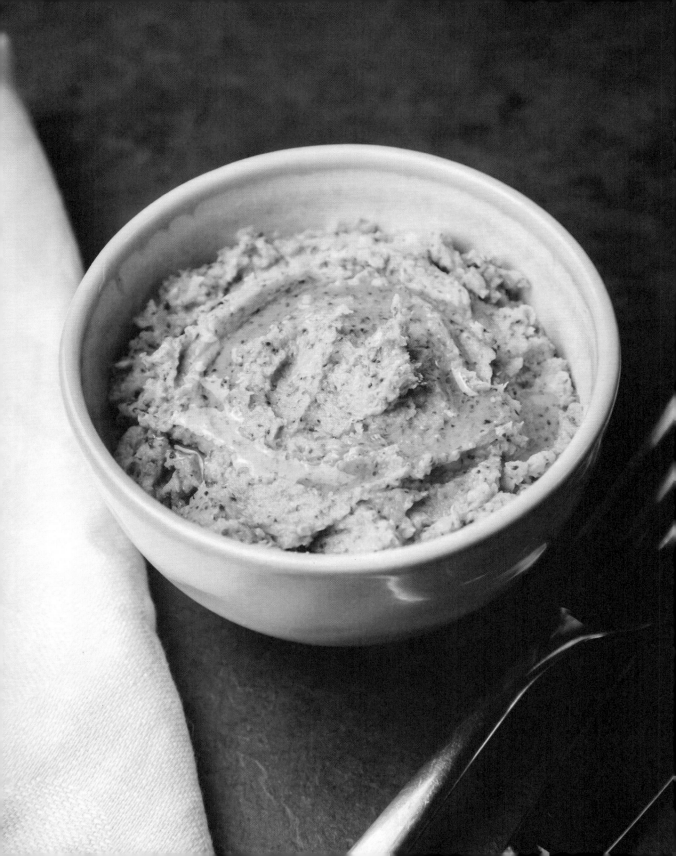

Ratatouille

1 h y 15 min
5 raciones

350 g de berenjena

350 g de calabacín

300 g de tomate

100 g de cebolla

100 g de salsa de tomate
(ver p. 202)

30 ml de aceite de oliva

sal al gusto

pimienta al gusto

Este plato es tan bonito por fuera como rico por dentro. Fácil de hacer y da para varios días.

1. Precalienta el horno a 180 °C.
2. Corta la berenjena, el calabacín, el tomate y la cebolla en rodajas.
3. Para quitar el amargor de la berenjena, coloca las rodajas en un escurridor, espolvorea abundante sal por encima de las dos caras y deja que suden durante 10 minutos. Después, lávalas bien con agua y escúrrelas.
4. Sigue las instrucciones para preparar la salsa de tomate (ver receta p. 202) y, una vez lista, vierte los 100 g de salsa en un molde para hornear y añade encima las verduras cortadas, alternándolas hasta completar dos círculos (uno externo más grande y otro interno más pequeño).
5. Agrega el aceite, la sal y la pimienta, y cubre el molde con papel de aluminio. Hornea durante 45 minutos.
6. Transcurrido este tiempo, retira el papel de aluminio y hornea durante 15 minutos más.

Para darle más sabor puedes aliñarlo con aceite y albahaca cortada, o cubrirlo de queso mozzarella.

MACROS				
Receta entera:	608,6 kcal	34,5 g de CH	40,6 g de grasas	10,6 g de proteínas
Por porción:	121,7 kcal	6,9 g de CH	8,1 g de grasas	2,1 g de proteínas

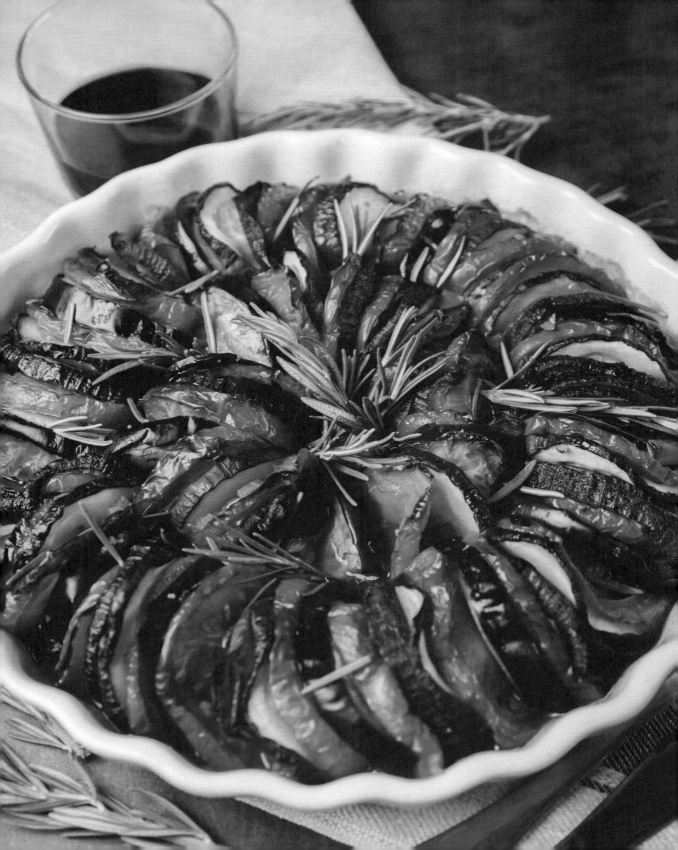

Salsa de tomate

30 min
6 raciones

50 g de cebolla
1 diente de ajo
120 g de pimiento verde
50 ml de aceite de oliva
500 g de tomate triturado

Un básico en mi nevera. No solo la uso como salsa, sino también como base de muchas carnes o para darles sabor a cremas y purés. Las posibilidades son infinitas cuando tienes una salsa casera y deliciosa.

1. Pela y corta la cebolla bien fina, pela el diente de ajo y corta el pimiento verde en rodajas. Cuanto más fino lo cortes, más rápido se hará.
2. Pon a calentar el aceite en una sartén. Añade las verduras cortadas y sofríelas unos 15 minutos a fuego medio-alto, hasta que se reblandezcan.
3. Una vez que estén blanditas, agrega el tomate triturado y deja cocer unos 15-20 minutos más.
4. Pasado este tiempo, vierte la mezcla en un procesador de alimentos y tritura.
5. Sirve en un bol.

Si notas la salsa un poco ácida, puedes añadirle una cucharadita de eritritol.

MACROS				
Receta entera:	584 kcal	17,9 g de CH	50,7 g de grasas	3,7 g de proteínas
Por porción:	97,3 kcal	2,9 g de CH	8,4 g de grasas	0,6 g de proteínas

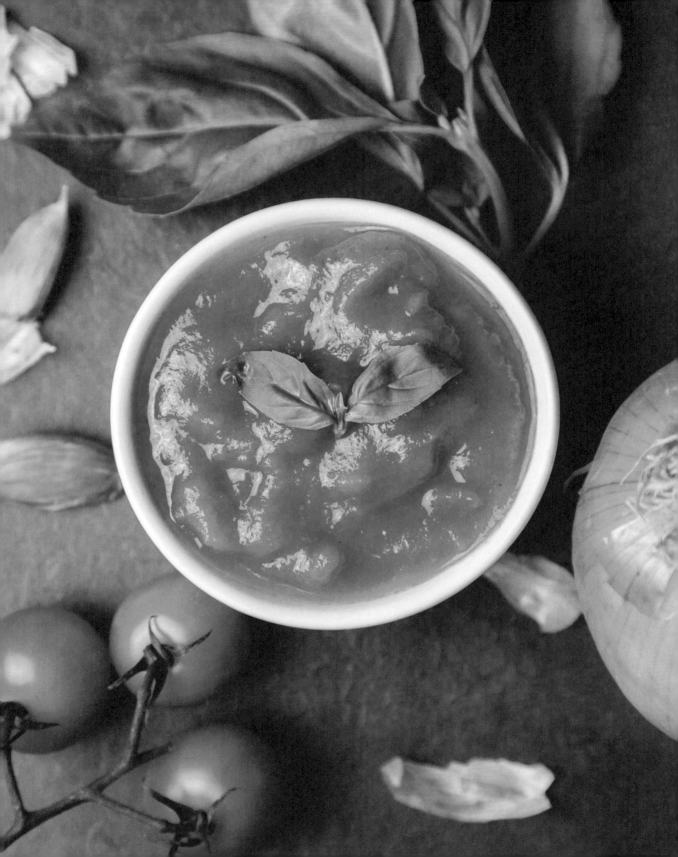

Salsa tártara

15 min
6 raciones

1 huevo

100 g de mayonesa
   (ver p. 194)

10 g de alcaparras

20 g de pepinillos

20 g de cebolla

15 g de mostaza de Dijon

La salsa tártara es mi salsa favorita para acompañar el pescado. Hasta hace bien poco pensaba que era muy difícil de hacer, hasta que una amiga me enseñó esta receta y, desde entonces, ya no hay vuelta atrás.

1. Cubre ¾ partes de un cazo con agua y llévala a ebullición. Añade el huevo y cuécelo durante 11 minutos.
2. Sigue las instrucciones para preparar la mayonesa (ver receta p. 194) y toma 100 g de la salsa.
3. Una vez enfriado, pela el huevo cocido y córtalo por la mitad (para hacer esta salsa solo usarás medio huevo).
4. Pon la mitad del huevo cocido, las alcaparras, los pepinillos, la cebolla, la mayonesa y la mostaza en el vaso de una batidora. Tritúralo bien todo junto.
5. Sirve en un bol.

> Si tienes prisa, en vez de hacerla casera, puedes usar 100 g de mayonesa de bote.

	MACROS			
Receta entera:	1542,6 kcal	7,6 g de CH	162,7 g de grasas	13,7 g de proteínas
Por porción:	257,1 kcal	1,3 g de CH	27,1 g de grasas	2,3 g de proteínas

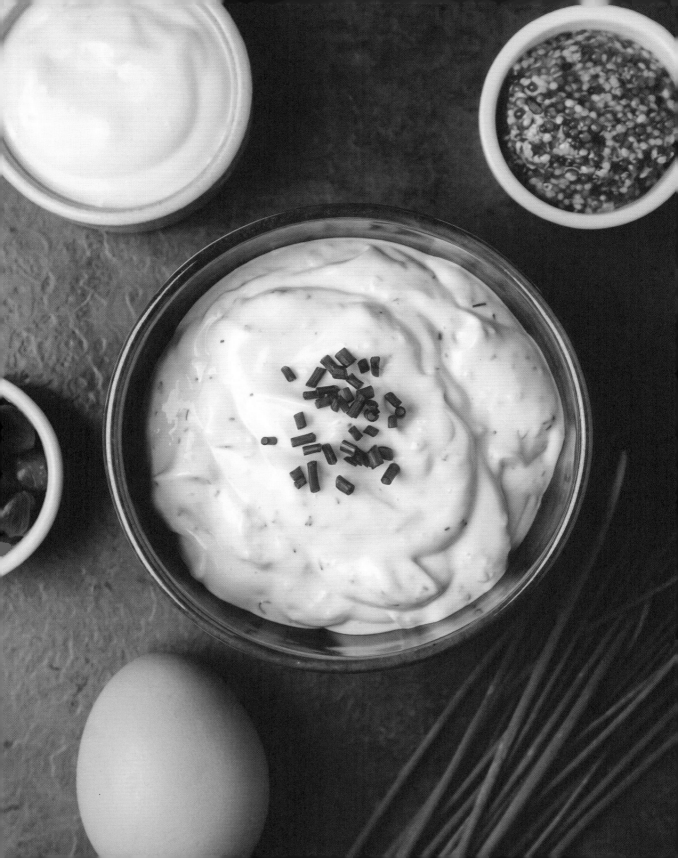

Tzatziki

10 min
6 raciones

250 g de pepino
1 diente de ajo
125 ml de yogur
el zumo de ½ limón
10 g de eneldo
30 ml de aceite de oliva
sal al gusto
pimienta al gusto

El tzatziki es una salsa de yogur y pepino de origen griego que me enseñó a hacer la amiga griega de mi hermano hace muchísimos años. Lo bueno de esta salsa es que se conserva bien en la nevera y con los días va mejorando el sabor.

1. Tritura o ralla el pepino y el diente de ajo por separado.
2. Pon el pepino en un colador y estrújalo con las manos para quitarle la mayor cantidad de agua posible.
3. Mezcla la ralladura de pepino con el yogur, el zumo de limón, el eneldo, el aceite, la sal y la pimienta hasta obtener la textura deseada.
4. Sirve en un bol.

Esta salsa está más rica si la dejas macerar una noche entera en la nevera.

MACROS				
Receta entera:	459,3 kcal	11,6 g de CH	42,6 g de grasas	7,4 g de proteínas
Por porción:	76,5 kcal	1,9 g de CH	7,1 g de grasas	1,2 g de proteínas

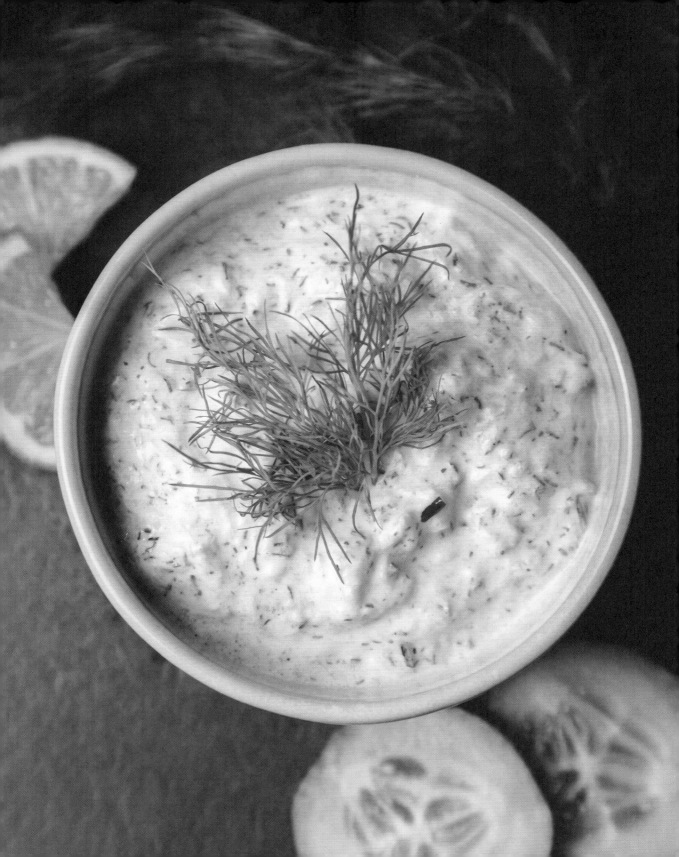

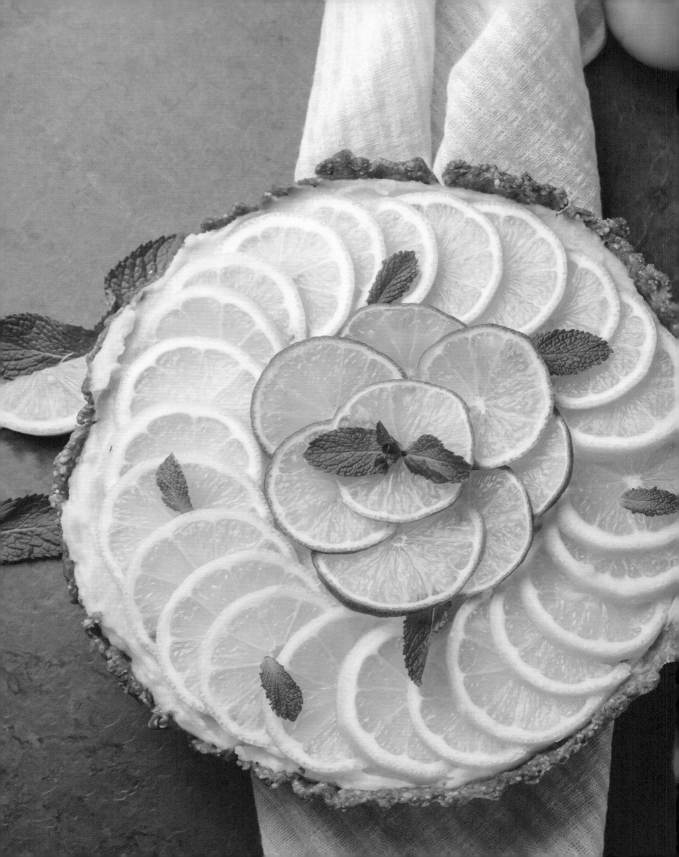

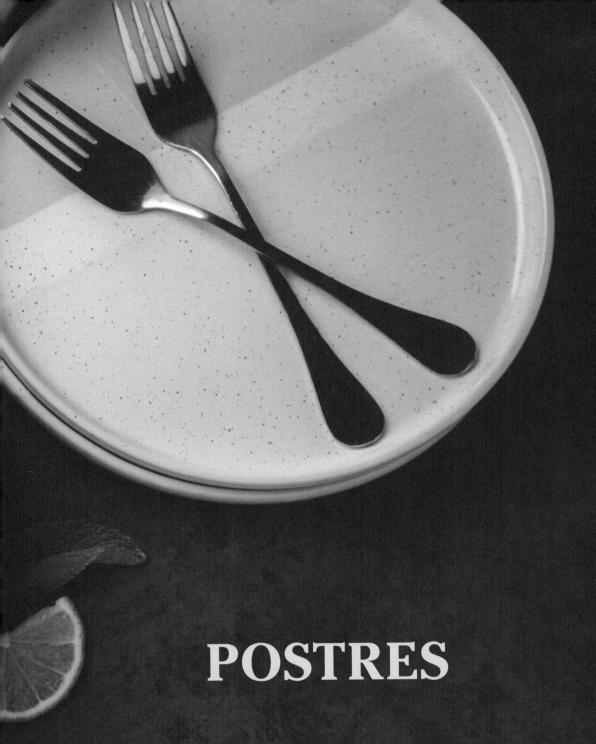

POSTRES

Barritas de yogur congeladas con frutos rojos

5 min + 2 h de congelación

8 raciones

300 g de yogur natural

15 g de eritritol (opcional)

30 g de fresas

30 g de arándanos

10 g de nueces pecanas

Hay días en los que me apetece terminar las comidas con algo no muy dulce, pero refrescante al mismo tiempo. Tener barritas de yogur y fruta en el congelador es la salvación.

1. Mezcla el yogur y el eritritol en un bol.
2. Vierte la mezcla en un molde rectangular o cuadrado —yo uso uno de 22 × 22 cm— forrado con papel de hornear.
3. Esparce los frutos rojos y las nueces por toda la superficie.
4. Congela durante al menos 2 horas.
5. Una vez congelada, rompe la superficie formando las barritas.

Puedes utilizar otros frutos rojos: frambuesas, moras...

Puedes añadir una o dos cucharadas de aceite MCT a la mezcla de yogur para añadir más grasa.

MACROS				
Receta entera:	464,9 kcal	17,2 g de CH	37,3 g de grasas	12,2 g de proteínas
Por porción:	58,1 kcal	2,2 g de CH	4,7 g de grasas	1,5 g de proteínas

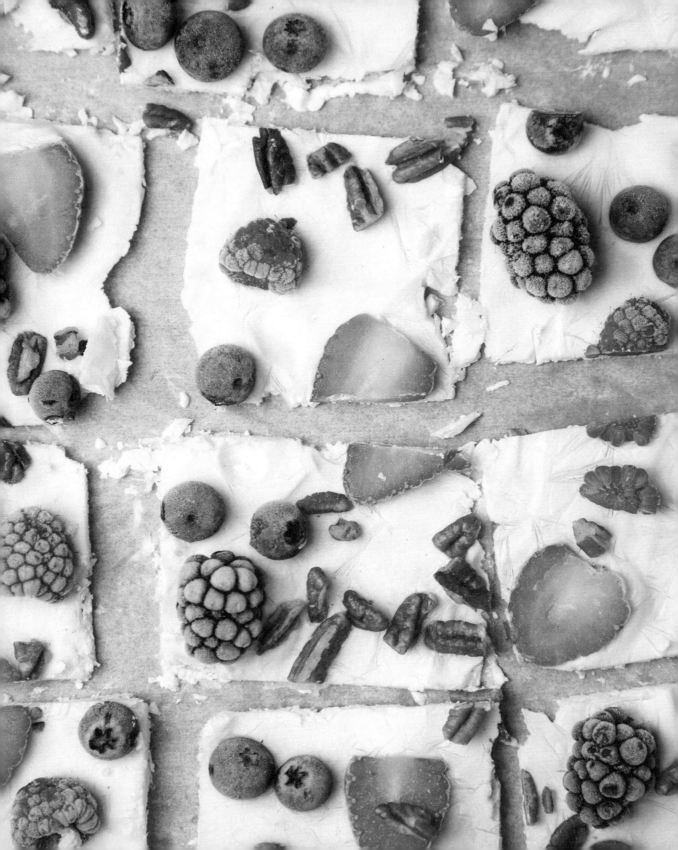

Bizcochitos de yogur y fresas

20 min
8 bizcochitos

220 g de harina de almendras

70 g de yogur

3 huevos

50 g de eritritol

30 ml de zumo de limón

1 cucharadita de polvo de hornear

50 g de fresas

———

moldes metálicos de 9 x 3 cm

Estos bizcochitos quedan muy esponjosos. Yo suelo comerlos de desayuno o merienda.

1. Precalienta el horno a 180 °C.
2. Combina todos los ingredientes en un bol, excepto las fresas.
3. Introduce la mezcla en moldes y, ahora sí, decora con fresas por encima.
4. Hornea durante 15 minutos.

Si no llegas a comértelos todos y van pasando los días, puedes hacerte un batido triturando los restos y añadiendo un buen vaso de bebida de almendras.

MACROS				
Receta entera:	1448,7 kcal	18 g de CH	133,4 g de grasas	62,6 g de proteínas
Por porción:	181,1 kcal	2,3 g de CH	16,7 g de grasas	7,8 g de proteínas

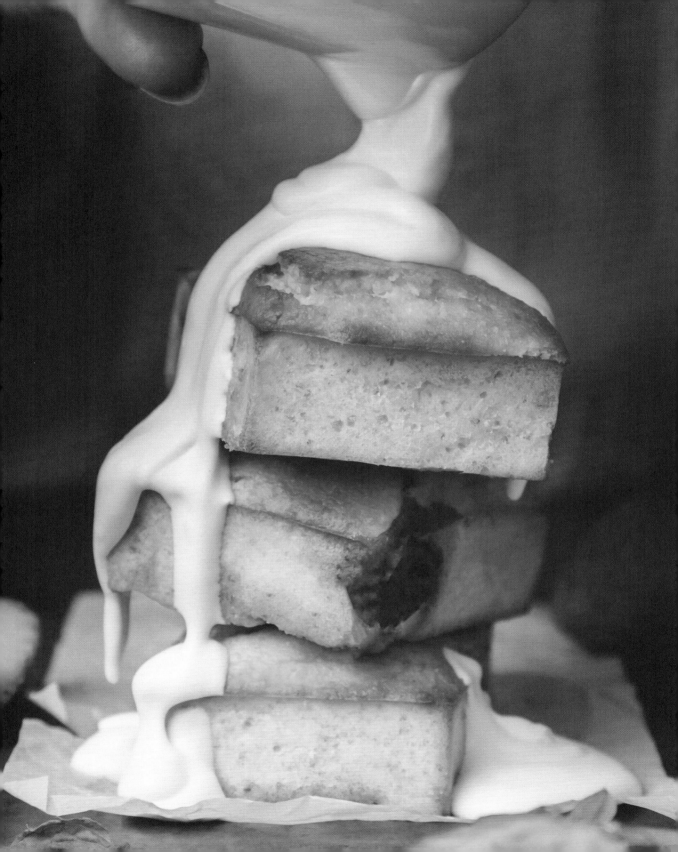

Bizcocho marmolado

30 min
12 porciones

250 g de harina de almendras

40 g de harina de coco

10 g de polvo de hornear

50 ml de nata líquida

60 g de mantequilla

6 huevos

40 g de eritritol

esencia de vainilla al gusto

150 g de chocolate

Si eres como yo y te gusta la combinación de vainilla y chocolate, creo que este se convertirá en tu bizcocho favorito. Es muy esponjoso y puedes tomarlo de desayuno, merienda e incluso de postre si lo acompañas de un helado o frutos rojos y nata.

1. Precalienta el horno a 180 °C.
2. En un bol, combina la harina de almendras, la harina de coco, el polvo de hornear, la nata, la mantequilla, los huevos y el eritritol, y, a continuación, divide la mezcla en dos boles.
3. En el primer bol añade la esencia de vainilla.
4. En el segundo vierte el chocolate, que habrás fundido con antelación al baño maría o en el microondas, y mezcla bien.
5. Ahora, alternando cucharadas de mezcla con vainilla y mezcla con chocolate, ve rellenando el molde para bizcochos; yo utilizo uno de silicona de 25 × 9 cm.
6. Hornea durante unos 20-30 minutos.

Si haces este bizcocho en un molde de metal, puede que necesite menos tiempo de horneado. Antes de sacarlo, pincha el centro con un palillo para comprobar que no esté crudo por dentro. Si el palillo sale seco, está listo; si sale húmedo y con masa, cúbrelo con papel de plata y sigue horneando otros 10 minutos más.

MACROS				
Receta entera:	3077,5 kcal	47,3 g de CH	278,8 g de grasas	112,7 g de proteínas
Por porción:	256,5 kcal	3,9 g de CH	23,2 g de grasas	9,4 g de proteínas

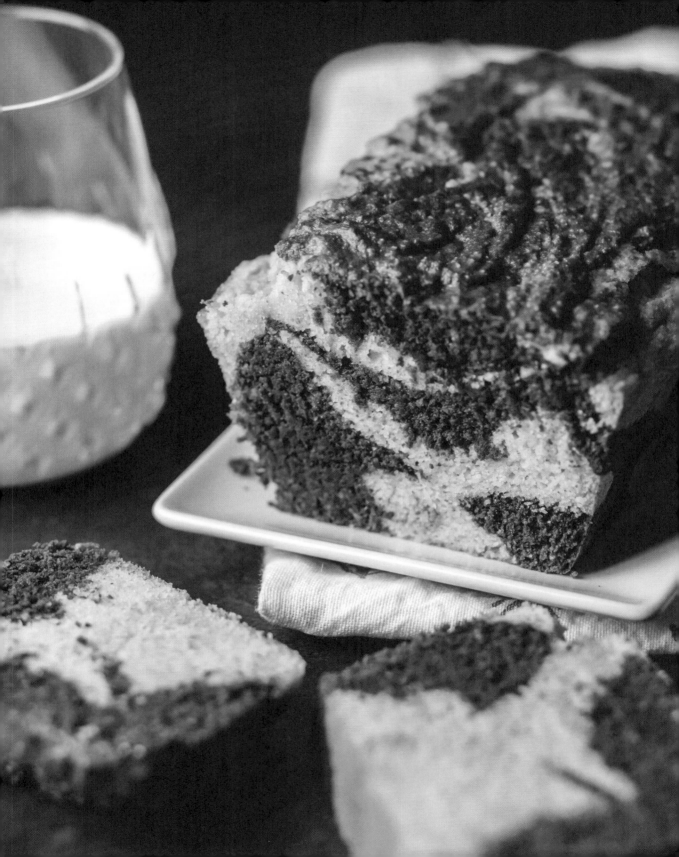

Brownie en 1 minuto

1 min
2 porciones

25 g de harina de almendras
10 g de cacao
1 huevo
20 ml de aceite de coco
10 g de eritritol (o al gusto)
una pizca de polvo de hornear
chips de chocolate y nueces
    (opcional)
ghee

Las recetas en 1 minuto al microondas son de las que más éxito tienen en mi canal de YouTube, porque no tienes que planear mucho, son porciones individuales, no necesitan ingredientes raros y, como bien dice la receta, lo tienes hecho en 1 minuto.

1. Mezcla todos los ingredientes en un bol.
2. Derrite un poco de ghee, pinta el interior de un recipiente —yo uso táperes de cristal de 19 × 13 × 6 cm— y vierte la mezcla dentro.
3. Introduce en el microondas a máxima potencia durante 60 segundos.

Esta versión es sin lácteos, pero puedes sustituir el ghee y el aceite de coco por mantequilla.

MACROS				
Receta entera:	421,6 kcal	3,6 g de CH	40,6 g de grasas	14,1 g de proteínas
Por porción:	210,8 kcal	1,8 g de CH	20,3 g de grasas	7 g de proteínas

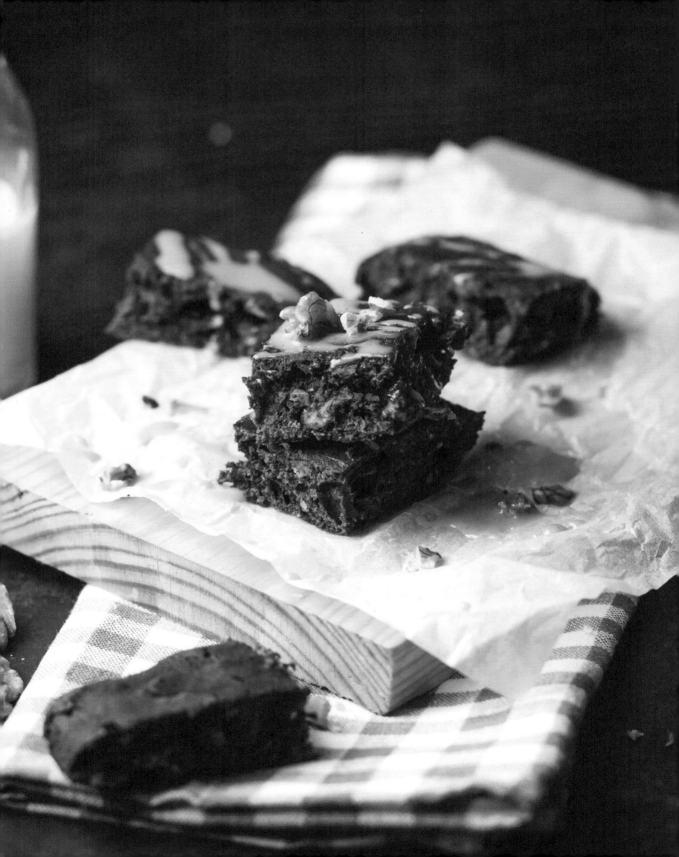

Cheesecake al estilo «La Viña»

50 min + 3 h de reposo
8 porciones

250 g de queso crema

250 g de mascarpone

250 ml de nata

3 huevos

60 g de eritritol

15 g de arrurruz (opcional)

Esta tarta se puso tan de moda que tenía que hacer una versión sin azúcar. Es una de las tartas de queso más cremosas que probarás y a mí me encanta acompañarla de frutos rojos.

1. Precalienta el horno a 200 °C.
2. Mezcla el queso crema, el mascarpone, la nata, los huevos, el eritritol y el arrurruz con una batidora de varillas.
3. Vierte la mezcla en un molde desmontable —yo lo uso de 18 cm— forrado con papel de hornear.
4. Hornea 45 minutos a 200 °C y, en cuanto se dore la parte superior, cúbrela con papel de aluminio. Importante: aunque la parte central se mueva, no te preocupes, terminará de cuajarse en la nevera.
5. Deja reposar 30 minutos fuera del horno y luego 2 horas y 30 minutos, como mínimo, en la nevera.

Si quieres llevar el placer a otro nivel, acompaña esta tarta con frutos rojos salteados en la sartén con un poco de eritritol.

	MACROS			
Receta entera (sin arrurruz):	2835 kcal	30,3 g de CH	278,9 g de grasas	48,3 g de proteínas
Por porción:	354,4 kcal	3,8 g de CH	34,9 g de grasas	6 g de proteínas

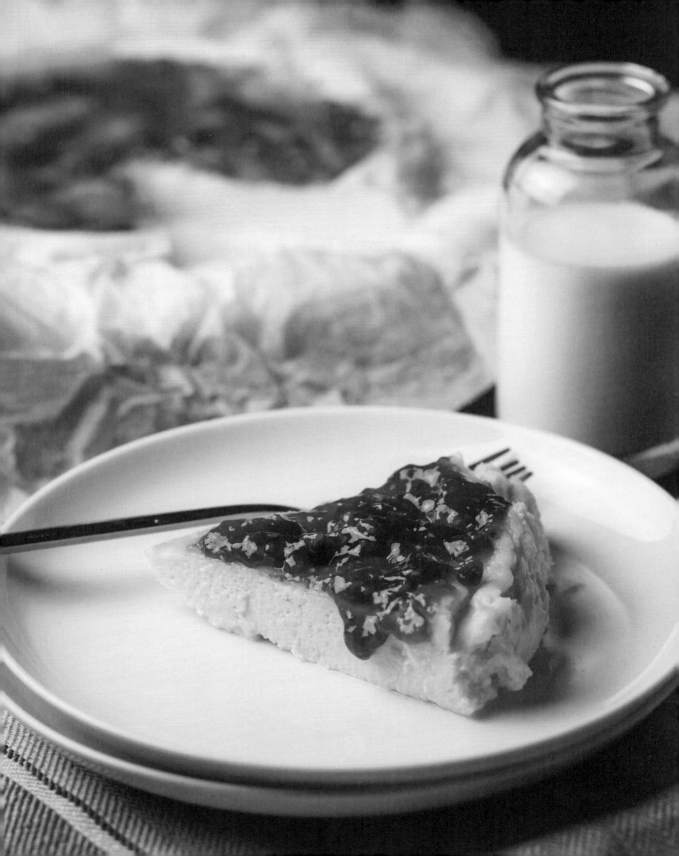

Crumble de frutos rojos

30 min
8 porciones

Ingredientes para la base

300 g de frutos rojos

10 g de eritritol

30 g de mantequilla o ghee

½ cucharadita de canela

Ingredientes para la cobertura

150 g de harina de almendras

70 g de mantequilla o ghee

10 g de eritritol

Esta receta la hago muy a menudo para aprovechar la fruta madura de la nevera. Muchas veces tengo fresas, frambuesas y arándanos que están ya demasiado blanditos para comérmelos sin cocinar, así que los junto todos y los convierto en este maravilloso crumble.

1. Coloca la base de frutos rojos en un plato de hornear y reparte por toda la superficie la mantequilla, el eritritol y la canela.
2. Combina los ingredientes de la cobertura en un bol y viértelos encima de la base.
3. Hornea durante unos 25-35 minutos a 190°C.

Puedes usar frutos rojos congelados, pero ten en cuenta que sueltan más agua en el horno.

MACROS				
Receta entera:	1876 kcal	22,3 g de CH	184,5 g de grasas	33,6 g de proteínas
Por porción:	234,5 kcal	2,8 g de CH	23,1 g de grasas	4,2 g de proteínas

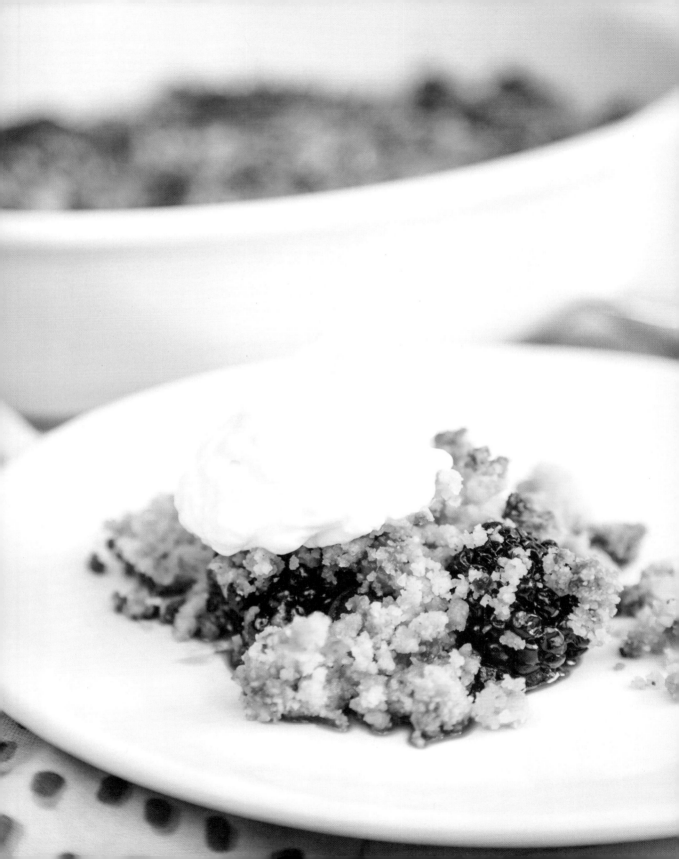

Flan

45 min
4 flanes pequeños

Ingredientes para el flan

100 ml de nata

100 ml de leche de almendras

3 huevos

20 g de eritritol dorado
  (o al gusto)

½ cucharadita de esencia
  de vainilla

Ingredientes para el caramelo

40 g de eritritol dorado

10 ml de agua

½ cucharadita de melaza negra

flanera individual de metal
  de 7 cm ø

En un buen libro de recetas, no podía faltar un flan de huevo y más si es tan cremoso y bajo en carbohidratos como este.

1. Precalienta el horno a 180 °C.
2. Mezcla todos los ingredientes del flan en un bol.
3. Prepara el caramelo. Pon a calentar una sartén a fuego medio-alto. Una vez que esté caliente, añade el eritritol, el agua y la melaza. Cocina hasta que se espese un poco.
4. Vierte primero el caramelo en unos moldes individuales y luego la mezcla del flan.
5. Coloca los moldes en una bandeja para horno que sea profunda y vierte agua caliente alrededor de los recipientes, hasta que el agua alcance la altura de los flanes dentro de los moldes.
6. Hornea unos 35-40 minutos a 180 °C y luego deja enfriar en la nevera al menos 1 hora.

La melaza negra es opcional y sirve para darle un tono más oscuro al caramelo.

	MACROS			
Receta entera:	588 kcal	6 g de CH	52,5 g de grasas	22 g de proteínas
Por porción:	147 kcal	1,5 g de CH	13,1 g de grasas	5,5 g de proteínas

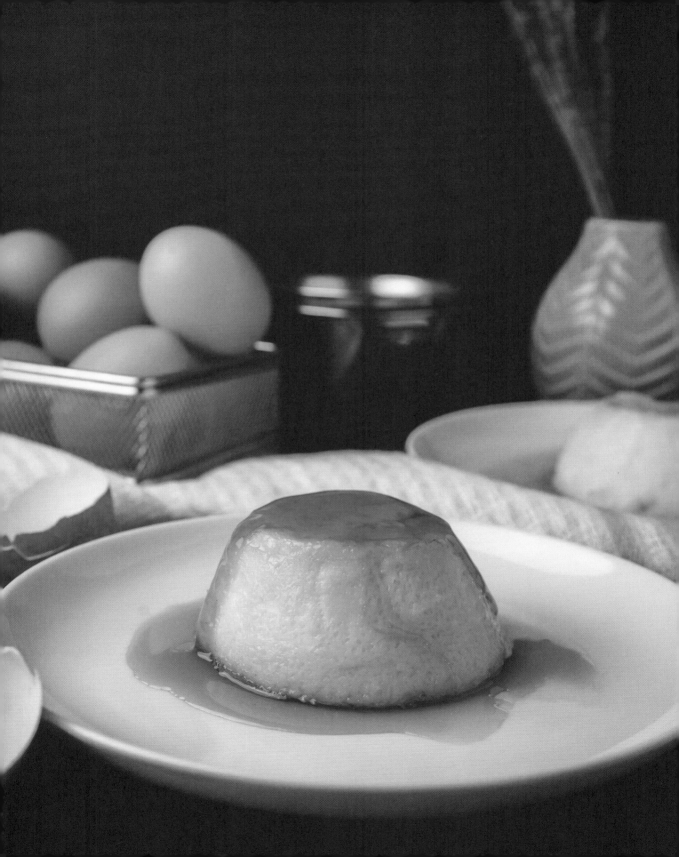

Frutos secos caramelizados

10 min
4 raciones

250 g de frutos secos crudos
  variados
15 g de mantequilla
50 g de eritritol
½ cucharadita de esencia
  de vainilla

El hecho de que el eritritol se cristalice y se endurezca al calentarse supone que los siropes caseros keto son difíciles de hacer con este ingrediente. Pero me di cuenta hace poco de que se pueden caramelizar frutos secos con eritritol y darles un toque dulce y crujiente. Sinceramente, muy recomendable.

1. Añade la mantequilla y el eritritol en unos moldes individuales y cocina 1-2 minutos, hasta que empiece a espesar.
2. Incorpora los frutos secos en la sartén y remueve durante 2-3 minutos, hasta que queden bien envueltos de caramelo, pero yendo con cuidado para que no se quemen.

Para elaborar esta receta yo he utilizado nueces de Macadamia, avellanas, nueces de Brasil y almendras.

MACROS			
por 100 g			
almendras:	550 kcal	4 g de CH	55 g de grasas	20 g de proteínas
avellanas:	550 kcal	7 g de CH	61 g de grasas	15 g de proteínas
nueces de Macadamia:	718 kcal	5,2 g de CH	75,7 g de grasas	7,9 g de proteínas

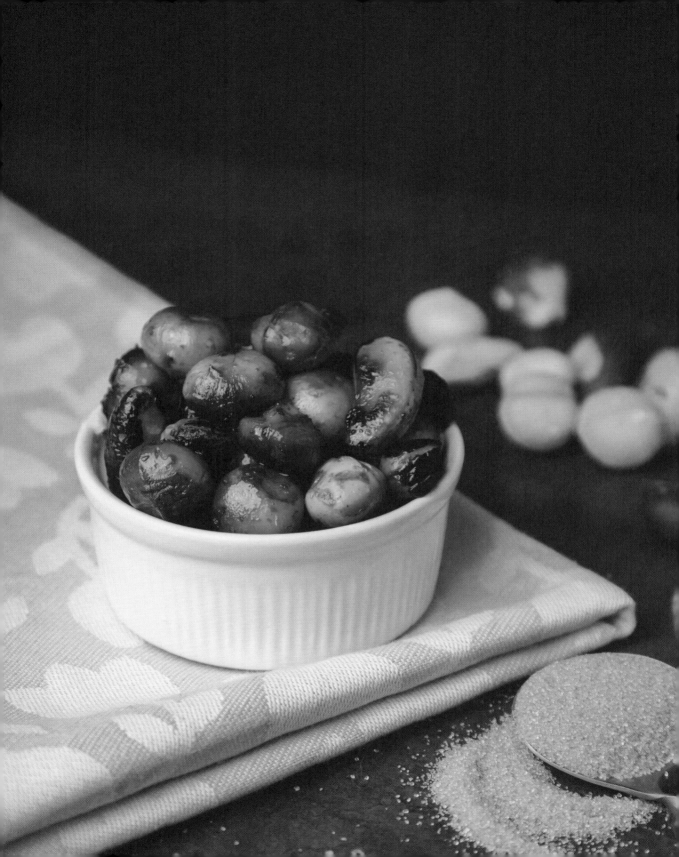

Galletas de coco

15 min
10-12 galletas pequeñas

35 g de harina de coco

40 ml de aceite de coco

30 g de mantequilla derretida

4 huevos

30 g de eritritol

20 ml de leche de almendras

½ cucharadita de polvo
de hornear

chocolate negro del 90 %
(opcional y cantidad al gusto)

Estas galletitas de coco se las dedico a todas las personas que no pueden comer frutos secos. Son superesponjosas y bañadas en chocolate negro están incluso más ricas.

1. Precalienta el horno a 180 °C.
2. Mezcla en un bol la harina y el aceite de coco, la mantequilla, los huevos, el eritritol, la leche de almendras y el polvo de hornear.
3. A continuación, haz bolas con la masa resultante y aplástalas un poco para darles forma de galleta.
4. Hornea las galletas durante 10-15 minutos.
5. El toque final: mójalas en chocolate negro fundido y déjalas enfriar.

Si prefieres hacer la receta con harina de almendras, debes sustituir los 35 g de harina de coco por 110 g de harina de almendras y bajar la cantidad de huevos de 4 a 2 unidades.

MACROS

Receta entera:	871,8 kcal	3,8 g de CH	406,1 g de grasas	26,1 g de proteínas
Por porción:	72,7 kcal	0,3 g de CH	33,4 g de grasas	2,2 g de proteínas

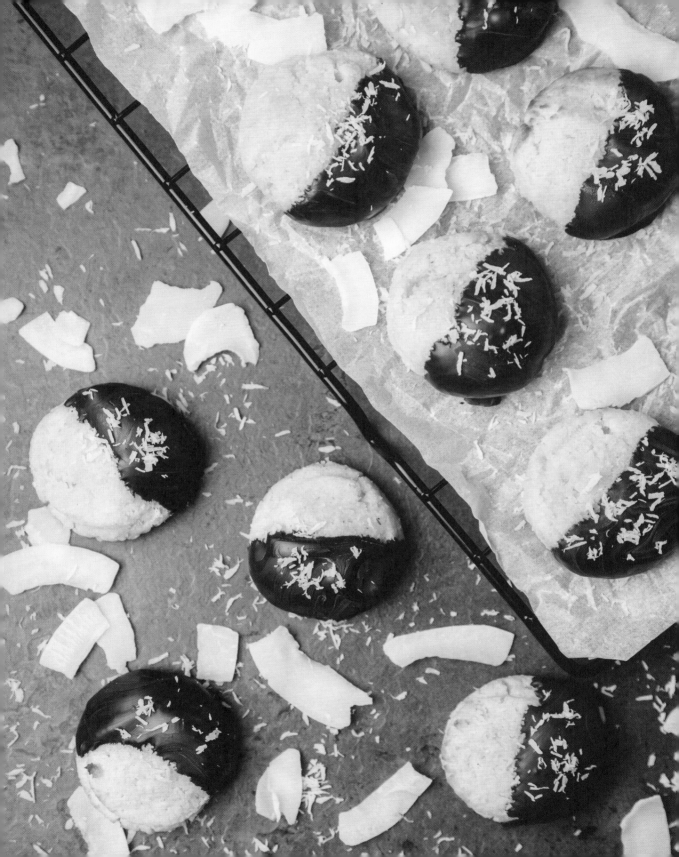

Gató mallorquín

30 min
6 porciones

45 g de eritritol

ralladura de ½ limón

6 huevos

200 g de harina de almendras

Por si no sabes lo que es un gató mallorquín, es una tarta a base de almendras parecida a la tarta de Santiago.

1. Precalienta el horno a 180 °C.
2. Tritura el eritritol junto con la ralladura de limón en un procesador de alimentos.
3. Separa las claras de las yemas de los huevos.
4. Con unas varillas, bate en un bol las yemas con el eritritol hasta que cojan un tono naranja pálido; en otro bol monta las claras hasta que se vuelvan blancas y espesas.
5. Vierte las yemas batidas sobre las claras montadas e incorpora, poco a poco, la harina de almendras removiendo con mucha suavidad.
6. Pon toda la mezcla en un molde para horno de 18 cm y hornea durante 25 minutos.

> Si utilizas las mismas varillas, límpialas después de batir las yemas y antes de montar las claras.

MACROS			
Receta entera: 1580 kcal	13,6 g de CH	142,8 g de grasas	79 g de proteínas
Por porción: 263,3 kcal	2,3 g de CH	23,8 g de grasas	13,2 g de proteínas

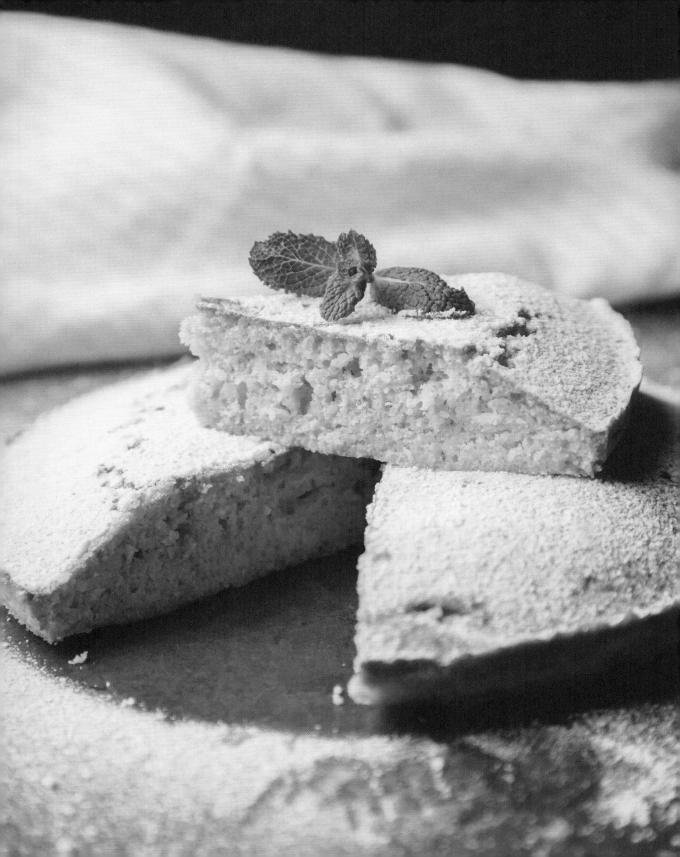

Mousse de chocolate

10 min
4 mousses individuales

3 láminas de gelatina

200 ml de leche de almendras

200 g de chocolate negro

30 g de eritritol

30 ml de aceite de oliva

2 huevos

Este es nuestro postre favorito del libro. No me imaginaba que el aceite de oliva pudiera darle un sabor tan delicioso al chocolate.

1. Pon las láminas de gelatina a hidratar en un bol con agua fría.
2. Añade la leche de almendras, el chocolate negro, el eritritol y el aceite de oliva en un cazo a fuego medio y calienta hasta que el chocolate se derrita por completo. A continuación, agrega los huevos y remueve.
3. Escurre las láminas e incorpóralas al cazo. Remueve 2 minutos más y retira del fuego.
4. Vierte la mezcla en 4 vasos o tarros individuales y deja enfriar.

Puedes sustituir el aceite de oliva por aceite de coco o mantequilla poniendo la misma cantidad.

MACROS				
Receta entera:	1655,1 kcal	30,3 g de CH	155,1 g de grasas	35,8 g de proteínas
Por porción:	413,8 kcal	7,6 g de CH	38,8 g de grasas	8,9 g de proteínas

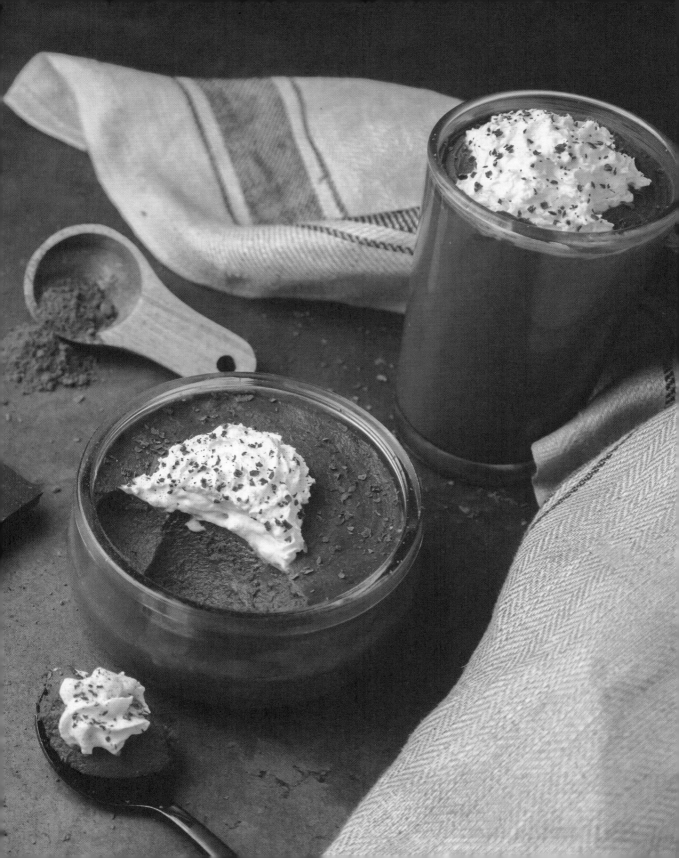

Polos de yogur y frutos rojos

2 horas
6 polos

350 g de yogur griego
zumo de ½ limón
15 g de eritritol
100 g de moras

Seguro que no soy la única que de pequeña hacía polos en casa, ya fuese con zumos de fruta, con gaseosas o con yogur. Estos que comparto ahora son igual de sencillos y son una gran fuente de grasas buenas.

1. Mezcla el yogur griego, el zumo de limón y el eritritol en un bol.
2. Tritura las moras en un procesador de alimentos o batidora.
3. Vierte alternativamente mezcla de yogur y moras trituradas en un molde para polos.
4. Congela durante 2 horas.

Para aumentar la cantidad de grasas, puedes añadir aceite MCT o aceite de coco a los polos.

MACROS				
Receta entera:	480,1 kcal	20 g de CH	35,6 g de grasas	14,1 g de proteínas
Por porción:	80 kcal	3,3 g de CH	5,9 g de grasas	2,3 g de proteínas

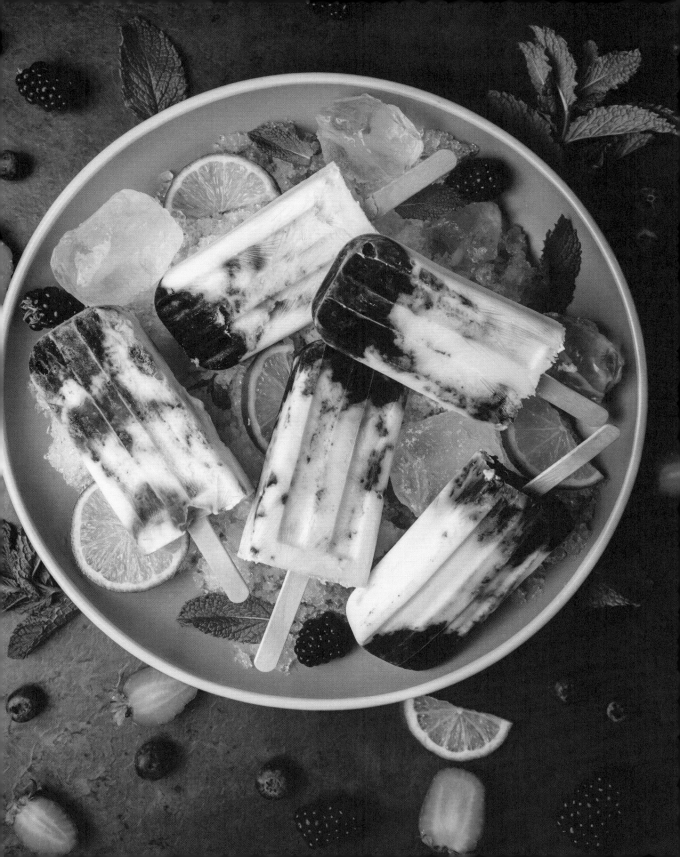

Profiteroles

25 min

6 porciones

35 g de arrurruz

60 ml de nata líquida para
  montar

1 huevo

½ cucharadita de ghee por
  unidad

nata montada al gusto (ver p. 244)

chocolate negro fundido, al gusto

Esta receta es de las que llevan menos ingredientes y el resultado es espectacular. Si no sabes qué son los profiteroles, son como pastelitos franceses rellenos de nata montada y cubiertos de chocolate.

1. Precalienta el horno a 215 °C.
2. Combina el arrurruz, la nata y el huevo en un bol, y reserva la mezcla en la nevera durante 10 minutos como mínimo.
3. Coge un molde para magdalenas y pon ½ cucharadita de ghee en cada uno de los agujeritos. Introduce el molde en el horno durante 10 minutos solo con el ghee.
4. Añade ahora 2 cucharadas de la mezcla en cada agujerito y hornea de nuevo durante 10-15 minutos.
5. Rellena los profiteroles de nata montada y cúbrelos de chocolate negro fundido.

En esta receta no se puede sustituir el arrurruz por ningún otro ingrediente,

El arrurruz tiene 80 g de carbohidratos por cada 100 g, pero, al mismo tiempo, tiene un índice glucémico muy bajo (14), por lo que la carga glucémica de cada porción es muy baja y no te sacará de cetosis.

MACROS				
Receta entera sin rellenar:	406 kcal	33,5 g de CH	26,5 g de grasas	7,7 g de proteínas
Por porción rellena de nata:	204,3 kcal	6,9 g de CH	18,5 g de grasas	2,4 g de proteínas

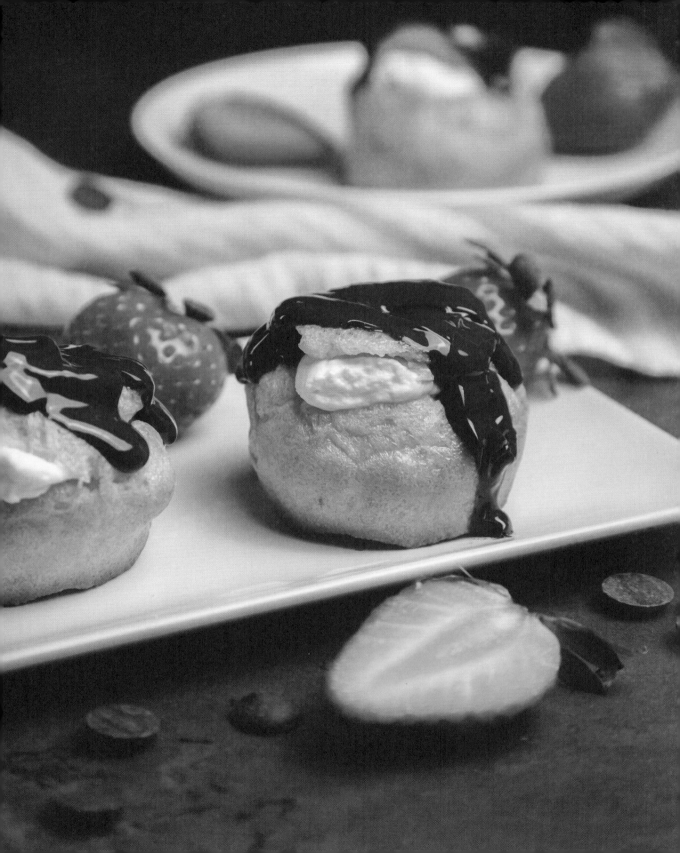

Sorbete
de lima y almendras

5 min
4 raciones

1 lima

40 g de eritritol

50 g de almendras

400 g de hielo

Si eres más de cítricos, esta mezcla de lima y almendras en formato sorbete te va a encantar por lo refrescante que es.

1. Pela la piel de la lima con un pelador de verduras evitando la capa blanca de debajo.
2. En un procesador de alimentos, tritura el eritritol, la piel de la lima y las almendras.
3. Añade la lima pelada y tritura de nuevo.
4. Por último, incorpora el hielo y vuelve a triturar a velocidad máxima.
5. Sirve en copas de cóctel.

Pequeño consejo: consérvalo en el congelador y vuélvelo a triturar cuando quieras tomar de nuevo.

MACROS				
Receta entera:	777,6 kcal	27,8 g de CH	63,1 g de grasas	24,6 g de proteínas
Por porción:	194,4 kcal	7 g de CH	15,8 g de grasas	6,2 g de proteínas

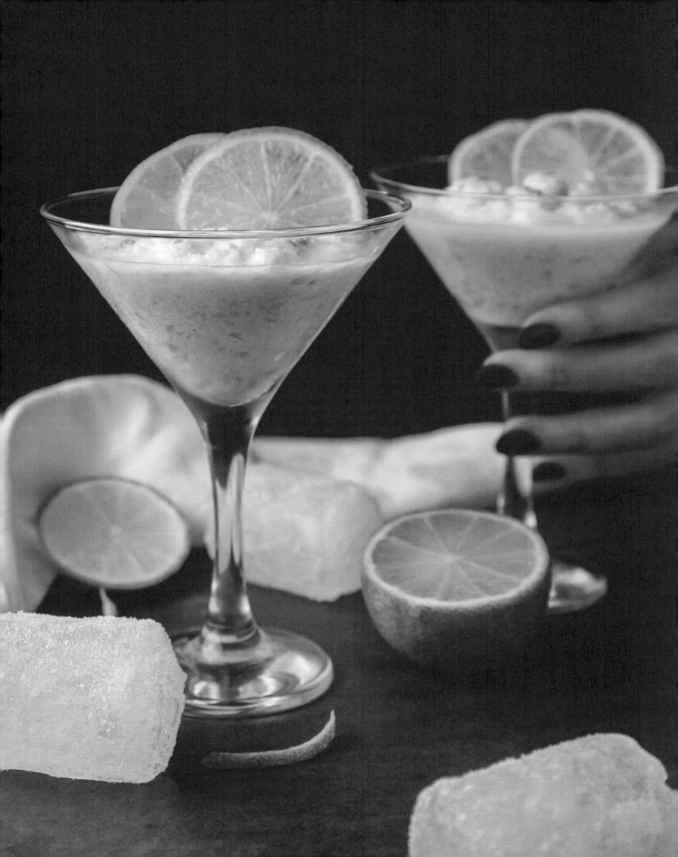

Tableta
de chocolate blanco casera

1 h y 5 min
1 tableta

130 g de manteca de cacao

45 g de leche en polvo

½ cucharadita de esencia
   de vainilla

unas gotitas de edulcorante
   líquido

*Hacer chocolate blanco sin azúcar en casa no es complicado.
Solo necesitas cuatro ingredientes y un poquito de paciencia.*

1. Pon a calentar a fuego medio una cacerola con agua. Coloca un recipiente encima y añade la manteca de cacao dentro.
2. Cuando la manteca esté casi derretida por completo, retira del fuego, sigue removiendo y, gracias al calor residual, acabará de fundirse.
3. Agrega la leche en polvo, la esencia de vainilla y el edulcorante líquido, y remueve.
4. Vuelca la mezcla en un molde de chocolate —yo utilizo un molde de silicona de 22 × 10 cm— y deja enfriar en la nevera por lo menos 1 hora.

> Pequeño consejo: a mí me encanta añadir crema de cacahuetes, almendras o nueces en el molde con la mezcla.

MACROS				
Receta entera:	898,9 kcal	13,5 g de CH	89,4 g de grasas	9 g de proteínas
Por porción:	P122,4 kcal	1,7 g de CH	11,2 g de grasas	1,1 g de proteínas

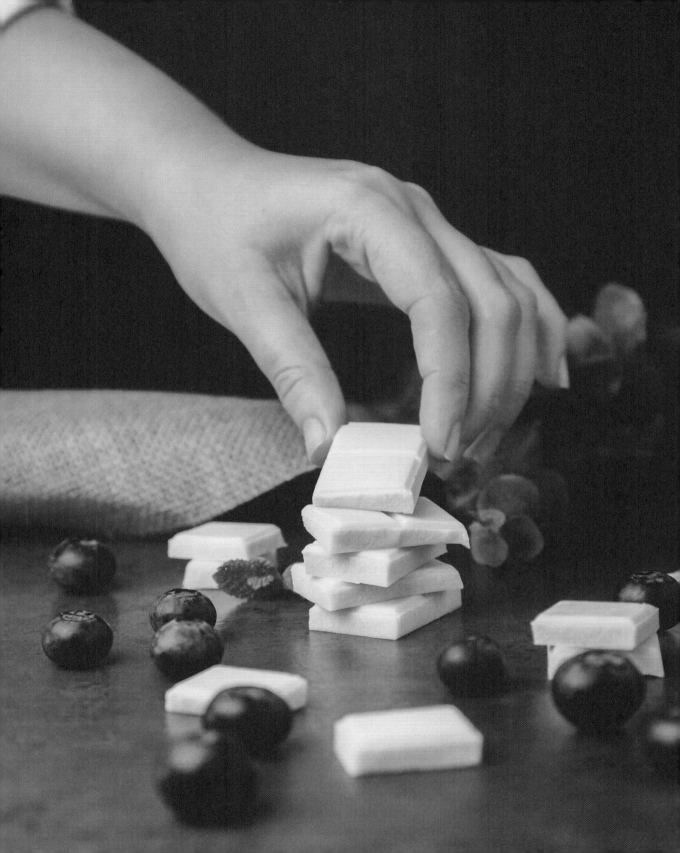

Tarta de cumpleaños en el microondas

5 min
8 porciones

¿Tienes antojo de tarta, pero no tienes tiempo ni ganas de encender el horno? Pues aquí te dejo la sencilla y deliciosa solución a todos tus problemas.

Elige qué tipo de base prefieres y repite el proceso 2-3 veces para darle altura a la tarta.

1. Mezcla en un bol todos los ingredientes de la base elegida.
2. Con un pincel, baña con mantequilla o ghee las paredes de un recipiente redondo y vierte la mezcla de la base en él.
3. Introduce el recipiente en el microondas y cocina a alta potencia durante 3 minutos.
4. Repite estos tres pasos anteriores las veces que sea necesario para hacer las capas de la tarta que quieras.
5. Una vez que los bizcochos se hayan enfriado, unta nata montada entre las capas y cubre la tarta con buttercream.

Bizcocho con harina de coco

30 g de harina de coco

2 huevos

30 g de queso crema

esencia de vainilla

½ cucharadita de polvo
    de hornear

Bizcocho con harina de almendras

110 g de harina de almendras

1 huevo

30 g de queso crema

esencia de vainilla

½ cucharadita de polvo
    de hornear

Para hacer una tarta más pequeña y rápida, vierte la mezcla en una taza grande, cocínala en el microondas y luego corta el bizcochito en rodajas, unta las capas con nata montada y cúbrelo todo con buttercream.

Ingredientes para la buttercream

200 g de mantequilla a punto
    pomada

200 g de queso mascarpone

50 g de eritritol glass

mantequilla o ghee para bañar
    las paredes del recipiente

nata montada al gusto
    (ver p. 244)

MACROS				
Por porción con base de coco, tarta de 3 capas, relleno y cobertura:	462 kcal	5,1 g de CH	44,3 g de grasas	8,5 g de proteínas
Por porción con base de almendra, tarta de 3 capas, relleno y cobertura:	460,7 kcal	2,9 g de CH	47,4 g de grasas	6,9 g de proteínas

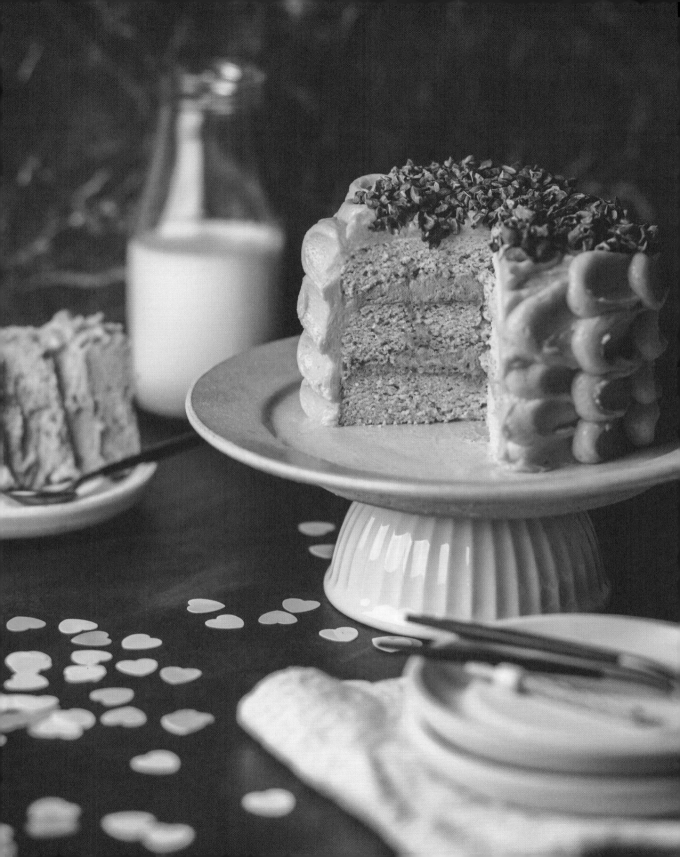

Tarta de limón

20 min + 30 min reposo
8 raciones

En casa de mis padres hay un limonero, por lo que a todo le echábamos limón, y uno de nuestros postres favoritos era esta tarta. Hoy la hemos hecho baja en carbohidratos con base crujiente e interior cremoso.

Ingredientes para la base
130 g de harina de almendras
1 huevo
30 g de crema de almendras
15 g de eritritol (o al gusto)

Ingredientes para la crema
30 g de eritritol
70 ml de zumo de limón
ralladura de limón
2 huevos
60 g de mantequilla

1. Prepara primero la base. Precalienta el horno a 190 °C, mezcla todos los ingredientes en un bol y extiende la base sobre un molde antiadherente de 18 cm. Una vez colocada en el molde, pínchala con un tenedor para que guarde la forma al hornear.
2. Hornea durante 15 minutos y déjala enfriar mientras preparas la crema de limón.
3. Para hacer la crema, añade el eritritol y el zumo y la ralladura de limón en una sartén a fuego medio. Remueve con unas varillas hasta que se disuelva el eritritol.
4. Casca los huevos y bátelos en un bol o plato hondo. Échalos en la sartén y sigue removiendo con las varillas.
5. Incorpora la mantequilla a la mezcla y sigue removiendo hasta que se espese.
6. Por último, extiende la crema de limón sobre la superficie de la base horneada y fría. Deja reposar por lo menos 30 minutos.

Pequeño consejo: sirve con nata montada por encima (ver receta tarta Reina Victoria p. 244).

MACROS				
Receta entera:	1567 kcal	14,1 g de CH	152,4 g de grasas	51,5 g de proteínas
Por porción:	195,9 kcal	1,8 g de CH	19,1 g de grasas	6,4 g de proteínas

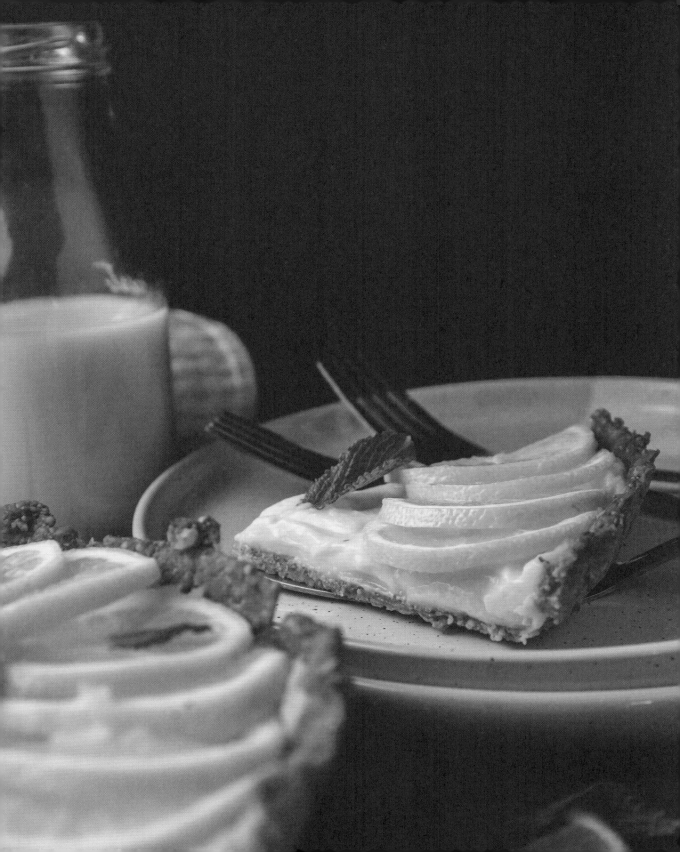

Tarta Reina Victoria de fresas y nata

30 min
8 porciones

para 3-4 capas de bizcocho

9 claras de huevo

6 yemas de huevo

225 g de harina de almendras

45 g de harina de coco

1 cucharadita de polvo para hornear

½ cucharadita de bicarbonato

1 cucharadita de cremor tártaro (opcional)

90 g de eritritol

90 ml de aceite de oliva

esencia de vainilla al gusto

270 ml de leche de almendras

ingredientes para la nata montada

200 ml de nata

50 g de queso crema o mascarpone

unas gotitas de edulcorante líquido

ingredientes para la mermelada

300 g de fresas

65 g de eritritol

½ cucharadita de goma xantana (opcional)

——

frutos rojos (fresas) para decorar

Esta tarta tiene uno de los bizcochos más ligeros y combina a la perfección con el interior cremoso y la fruta fresca. La verdad es que tuve que buscar su nombre original porque yo la llamaba sencillamente «tarta de nata y fresas», y resulta que es de origen británico y se llama así porque era la preferida de la Reina Victoria. ¡Y no la culpo, porque está buenísima!

1. Precalienta el horno a 180 °C.
2. Monta las claras a punto de nieve con una batidora de varillas en un bol grande.
3. En otro bol, mezcla las yemas, la harina de almendras, la de coco, el polvo de hornear, el bicarbonato, el cremor tártaro, el eritritol, el aceite, la esencia de vainilla y la leche de almendras.
4. A continuación, ve incorporando poco a poco, con movimientos envolventes, la mezcla de las yemas en el bol de las claras montadas.
5. Vierte la mezcla en moldes individuales de 18 cm y hornea 20 minutos.
6. Prepara la nata montada: echa en un bol la nata con el queso y el edulcorante y bate con una batidora de varillas haciendo movimientos circulares hasta que espese.
7. Prepara la mermelada: en una sartén a fuego medio añade la fruta y el eritritol. Cocina 10 minutos, incorpora la goma xantana y mezcla bien. Deja enfriar fuera de la nevera y luego guárdala en la nevera.
8. Una vez que se hayan enfriado las capas, rellena la tarta con la nata montada y la mermelada, y decora con frutos rojos.

MACROS				
Por porción sin relleno:	310,1 kcal	2,9 g de CH	28,6 g de grasas	11,5 g de proteínas
Por porción:	407 kcal	4,4 g de CH	38,1 g de grasas	12,3 g de proteínas

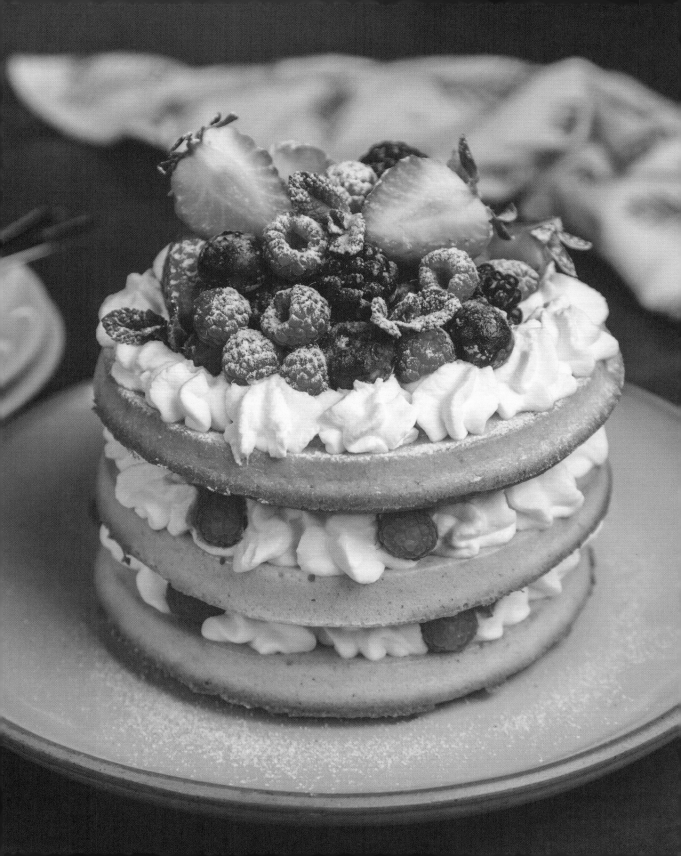

Volcán de chocolate

10 min
2 volcanes

50 g de chocolate negro
   en tableta o pepitas
50 g de mantequilla
15 g de harina de almendras
2 huevos
25 g de eritritol (o al gusto)

Cuando en la carta de un restaurante hay volcán de chocolate siempre me lo pido, no es negociable. Al empezar la dieta keto, lo echaba mucho de menos, por eso adapté esta receta que es igual de cremosa por dentro que la original.

1. Precalienta el horno a 180 °C.
2. Funde el chocolate negro junto con la mantequilla al baño maría o en el microondas.
3. Combina el chocolate fundido con la harina, los huevos y el eritritol.
4. Vierte la mezcla en 2 recipientes individuales pequeños y hornea durante 7 minutos.

MACROS				
Receta entera:	820,5 kcal	8,5 g de CH	81,7 g de grasas	14,5 g de proteínas
Por porción:	410,2 kcal	4,2 g de CH	40,8 g de grasas	7,2 g de proteínas

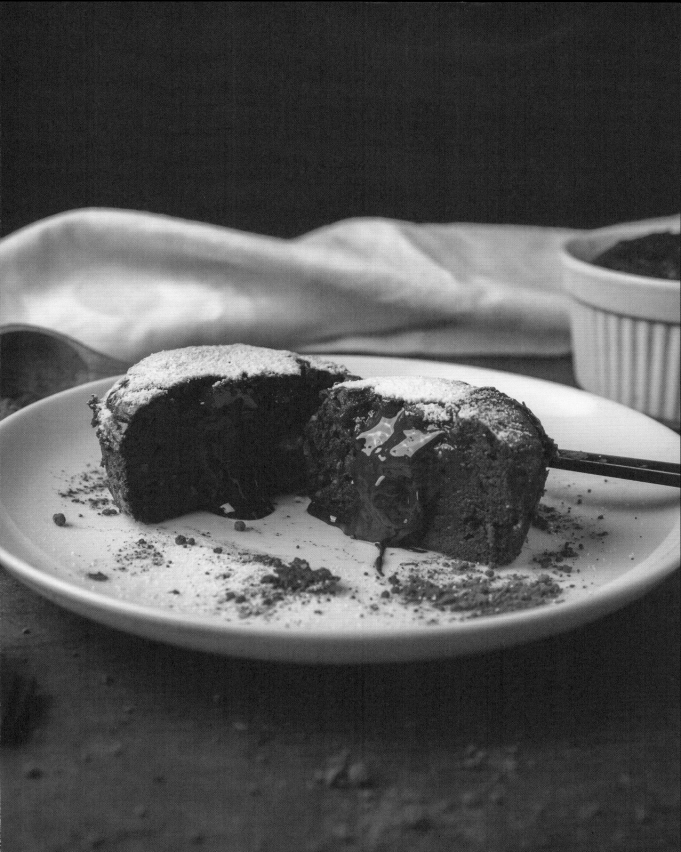

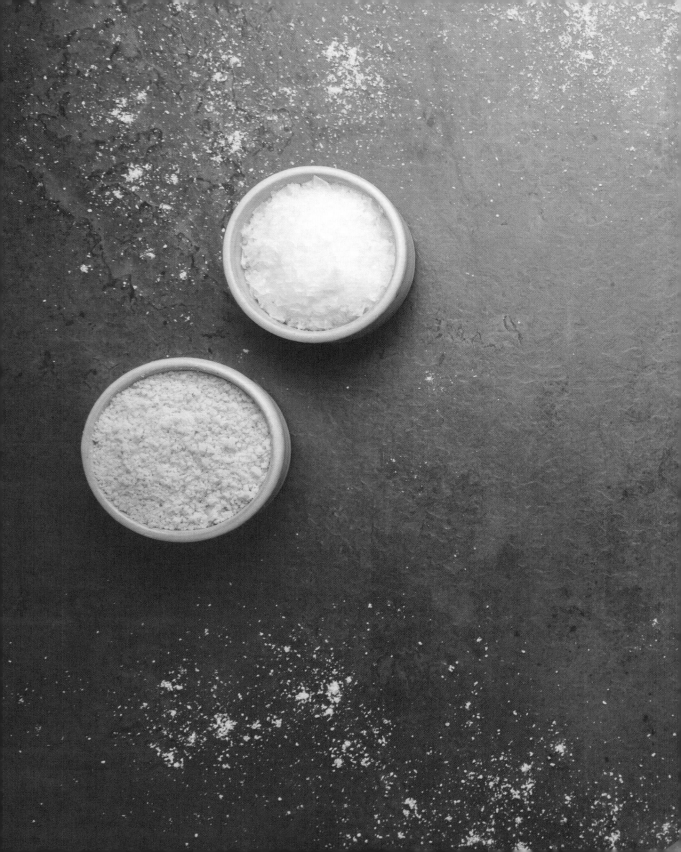